看護に

危機理論・危機介入 第5版

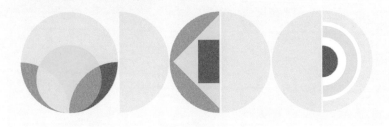

フィンク／コーン／アグィレラ／
ムース／家族の危機モデルから学ぶ

著

小島操子
聖隷クリストファー大学名誉教授

金芳堂

【執筆協力者】

事例提供とモデルの分析

(事例紹介順)

* **鈴木かおり**　静岡県立総合病院　がん看護専門看護師

* **緒方久美子**　福岡大学医学部看護学科　教授

* **井上菜穂美**　淑徳大学看護栄養学部看護学科　准教授

* **岩田友子**　桑名市総合医療センター　がん看護専門看護師

* **大野由美子**　大阪大学医学部附属病院　がん看護専門看護師

* **小山富美子**　神戸市看護大学看護学部　准教授

(2024 年 2 月現在)

第 5 版の序

　本書は，初版が出版されてから 19 年以上が経ち，改訂を重ねて第 4 版が出版されてからも 5 年以上が経過した．ここ数年は，コロナ禍やはげしい地震・豪雨災害などで重大な喪失を伴う危機状況を様々な形で体験することが多く，危機理論・危機介入の重要性や奥深さの理解が一層高まったのではと思わされる．この度，第 5 版の改訂を行ったところ，これもひとえに皆様方が本書をご愛用・ご活用くださった賜物と心から感謝している．

　1970 年代後半に，アメリカで盛んに行われていた新しい看護として危機理論・危機介入を学んで帰国し，日本の看護教育に取り入れ，本書をまとめて以来，ずいぶん歳月が流れた．この間，日本の看護も変化し，変化に合わせて家族危機を取り入れるなど改訂に努めてきたが，危機介入が看護の教育・実践・研究の一分野として定着したことを大変うれしく思う．

　本書の構成は，「I 章　危機とは」から「V 章　危機状況にある患者の危機の分析と看護介入」まで読み進めることで，理解や応用が深まるようになっている．今回の改訂では，全体を丁寧に読み直し，文献を見直すなどして，I 章から「IV 章　危機モデルと危機看護介入」までは大きな追加・修正はなく，全体をさらに読みやすく，理解しやすいように手を加えた．そして，反響のあった V 章は危機に関する理解や関心をさらに深め，実践につなげられるように事例を刷新した．新たな事例は，ベテラン専門看護師らがかかわった例を，具体的に患者の背景と経過，危機モデルによる分析，危機看護

介入で整理した後，それぞれの危機理論・危機介入にてらして，再度全体を見直し，飛躍や矛盾がなく，整合性がとれていることを確認した．なお，様々な危機モデルを用いた多くの事例の分析については，『危機状況にある患者・家族の危機の分析と看護介入―事例集　第2版（金芳堂，2017）』をご参照いただけると幸いである．

　本書を，医療の現場で活躍している看護師や看護学生はもちろん，地域で危機状況にある人々にかかわる看護師や社会福祉分野の方々にも役立てていただけることを願っている．

　第5版の改訂にあたって，多くの方々のフィードバックを大切にくみ取り，改訂を勧めてくださった金芳堂の宇山閑文社長をはじめ，最初から最後まで熱心に細やかにご尽力くださった一堂芳恵様に心から厚く御礼申し上げる．

2023年11月　　　　　　　　　　　　　　　　小 島 操 子

ま え が き

　危機モデル・危機介入について私が学んだのは，ミネソタ大学に留学した際の 1974 〜 76 年である．当時，アメリカでは危機・危機介入がはなやかな時代で，あちこちに危機センターがあり，看護界では，新しい看護の到来ということで看護の基礎教育でも，大学院教育でも，盛んにとりあげられていた．当時いわれていた新しい看護とは，手（技術）や口（コミュニケーション）で行う看護とは異なり，看護者の全体（存在）で行う看護ということで，看護師の人間的豊かさ，感性の鋭さ，哲学的学びや価値，信念の重要性が強調されていた．

　私は，大学院で，Fink の危機モデルを中心に，その根底にある哲学，人間観，健康観，看護観などについて学んだ．そして，さまざまな事例を分析して危機介入を検討し，実際に臨床でデータを収集し，危機看護介入モデルを作成し，またそれを検討して一連のコースを終了した．看護学を究めるとはこういう学びのことをいうのだろうと感動し，まさに自分のすべてを投入して広く，深く，多くのことを学んだすばらしい経験だった．

　あれから 30 年近くたったが，多くの看護師たちとの学びや大学院生とのゼミ・研究で，危機モデルを通して得た患者，家族の見方や危機看護介入に関する深まりと広がりは，とどまるところがないように思われる．今では，看護学生のほとんどの教科書で危機，危機介入についてとりあげられ，看護の学会や研究会，卒後研修会などでも本テーマがあたりまえのようになり，看護の一つの分野とし

て定着してきている.

1995年の阪神大震災やサリン事件では，多くの看護師たちが危機介入に関してめざましい働きをされた．これら二つの出来事のような，また最近の池田小学校（大阪）事件のような特殊な出来事・事件による突然で急激かつ重大な喪失による危機については，初期介入として，看護師の働きかけは非常に重要であるが，多くの場合，ひきつづき専門家による長期の援助が重要となると思われる.

危機介入について，Jacobson らは，一般的アプローチと個別的アプローチの二つのカテゴリーに分けて述べている．**一般的アプローチ**とは，予期した死別や，大手術を受けること，未熟児を出産することなどのような出来事から引き起こされる危機への共通したアプローチである．一般的アプローチは，このような出来事から引き起こされる危機には一定の確認される行動があるという前提のもとに，危機がたどる特有な経過に焦点を置いて，短期間で危機を適応の方向に解決していくように働きかけることである．したがって，このような働きかけは精神衛生の専門家以外の援助者，つまり看護師などによって行われるものである．一方，**個別的アプローチ**は，一般的アプローチに対応しないような特殊なケースの場合に，専門家が危機状況にある個人の精神内界の過程などを評価しながら，解決を図るように時間をかけて働きかけることである.

看護師が行う危機介入は，Jacobson らのいう一般的アプローチである．看護師は施設内・外どこで働いていても，また，いつでも危機的状況にある患者・家族に遭遇するので，危機的状況に敏感に反応し，すみやかにかかわれるように，感性を磨き，こころを配り，知的・技術的に準備を十分に整えておくことが重要であろう．そし

て，必要なときには，すみやかに適切な専門家に委ねられるよう，経験を大切に積み重ね，判断力を高めておくことが大切である．

　本書の構成はⅠ章からⅤ章に読み進めることで，理解や応用が深まるようにした．Ⅰ章では危機理論の発展の背景と危機全般について把握できるようにし，Ⅱ章では，危機に関連の深い喪失，悲嘆，不安をとりあげ，危機および危機看護介入の理解が深まるようにした．Ⅲ章では医療の場で危機を引き起こす要因を集約して具体化しやすいようにし，Ⅳ章ではこれまでに理解したことを基盤に，危機に陥った人の回復に向けての危機看護介入に用いられるフィンクとコーンのモデルと，危機に陥る危険性の大きい人の問題解決的アプローチに用いられるアギュレラとムースのモデルをとりあげ活用しやすいようにした．そしてⅤ章ではそれらが実際にどのように活用されるか事例で説明した．

　本書は医療の場で活躍している看護師や看護学生が，危機状況にある患者やその家族の危機看護介入に，最善を尽くすのに役立てていただければこの上ない幸せである．

　本書をまとめるにあたって，長年にわたり多くの学びや示唆をいただいた，さまざまな研修・研究会などでご一緒した看護師や看護教師の皆さま，また大学院のゼミ・研究などで議論を深めた院生の皆さまに心から感謝を申し上げる．最後になったが，本テーマに大きな関心を寄せ本書の出版を勧めて下さった金芳堂の柴田勝祐社長，および企画から製作までご尽力をいただいた編集部三島民子，営業部野村誠の三氏に厚くお礼申し上げる．

2004年5月　　　　　　　　　　　　　　　　小島操子

目　次

III章　医療の場で危機を引き起こす要因　35

IV章　危機モデルと危機看護介入　45

V章　　危機状況にある患者の危機の分析と看護介入　93

I 章

危機とは

① 危機理論の発展

　危機（crisis）という考え方は，1960年代になって科学技術が急速に発達し，社会・文化的に進展するにつれて，人々の生活が機械化，都市化，複雑化し，また孤立化するようになり，それまで密着して相互に助け合っていた人々の関係がくずれたことなどで，広まっていった．

　危機理論の発展を促したものとして，理論的基盤となった自我心理学者や生理学者たちによる諸理論と危機理論の構築にいたったリンデマン（Lindemann），キャプラン（Caplan）などのさまざまな研究があげられている．

1 ● 理論的基盤

　危機理論の理論的基盤として，フロイト（Freud）およびハルトマン（Hartman），ラド（Rado），エリクソン（Erikson）など，自我心理学者たちの広範囲に及ぶ人間行動の諸理論，またパブロウ（Pavlov），キャノン（Cannon），セリエ（Selye）などによる生理学的理論があげられている．

　フロイトは，人間行動のあらゆる行為は，個人的背景と経験の中にその原因あるいは根源があるという，心的決定論に関する因果関係の原則を実証し，適用した．これは精神療法と精神分析の理論的基盤になっている．

　ハルトマンは，フロイトの精神分析理論は病理的行動のみならず，正常な行動にも有効なことを証明できると仮定し，自我の機能について，葛藤から発達するものと，関係ないもの（記憶，思考，言語の発達）を区別した．そして，自我を適応の器官とみなし，自我の現実適応力，自我の成長を明らかにした．

　ラドは，人間行動が動機づけと適応に関する力動的原則を基盤にしているとみなした適応的精神力学の概念を発達させて，治療の新しい目標と技術とともに，無意識への新しいアプローチを提供した．

　エリクソンは，自我の漸成と現実関係に焦点をおいて，自我心理学の理論をさらに発展させた．彼は，人間発達の8段階において，生物的，文化的，自己決定的な観念を統合し，同一性と同一性の危機（identity crisis）に関する理論を公式化して，伝統的な精神療法の範囲を拡大した．エリクソンの理論は，他の研究者たちがさらに成熟に伴う危機の概念を発展させたり，また，状況に伴う危機と人間の現在の環境上のジレンマに対する適応について，真剣に考え始める研究の基礎をなしている．

　一方，パブロウは，刺激と反応の関係を明らかにし，人間の大脳生理学を科学として確立した．

　キャノンは，外的刺激が生体の恒常性（homeostasis）に緊張を引き起こすということで，この恒常性を，フィードバック機構による生体の自己調整手段とみなし，恒常性の理論を確立した．

　セリエは，体外から加えられた各種の刺激（stressor）に応じて，体内に傷害と防衛の反応が生じることを明らかにし，非特異的な反応をストレス（stress）と呼んで，ストレスと適応の概念を明

確にした.

危機に関連した多くの研究が, 1940 〜 1950 年代に行われており, これらの積み重ねが, 1960 年代前半に危機理論として集約されている.

ダーボン (Darbonn) は, これらの研究を危機の一般的な側面, すなわち状況的側面, 家族およびグループ間の対人関係的側面, 個人的な精神力動的側面に分類している.

これらの研究を特定の危機状態でみると, 以下のようにあげられる.

死別反応に関する研究が, リンデマン, キャプランらによって詳細に行われている. この発見は危機理論の基礎を形づくっている. 彼らは, 1942 年にボストンのナイトクラブの大火で身近な親族の死を経験した 101 人の人々を対象に, 悲嘆の特定の症候群を詳細に記述し, 個人の反応の持続期間と深刻さを, 死をいかに受けとめ, 悲嘆作業 (grief work) をいかにやりとげるかということに関連づけて正常な悲嘆過程の諸段階を表している. また, 病的悲嘆反応についても描写している.

手術療法の心理学的影響について, ジャニス (Janis) は研究し, 手術はすべての人々にとって, ある程度の危機を意味し, 一定の限界内で, 術前の行動を基に, 術後の適応が予測できることを報告している.

家族の結束の崩壊に関する研究が多くの研究者によって行われ

ている．ヒル（Hill）は，これらの研究より，家族の危機は，危機→混乱→回復→再組織化という形で適応に向かうと結論づけている．

　家族の中でもとくに母親の危機状態についての研究が，早産や奇型児の出産に関して行われており，多くの成果をおさめている．また出征兵士の家族の研究が行われている．

　兵士たちの神経症に関する研究が第 II 次世界大戦後，盛んに行われ，早期介入の重要性が報告されている．

　災害に対する反応の研究は，共同体が災害の破壊力に対して対処する方法を明確にし，また，災害前，衝撃，衝撃後の段階の密接な連続関係を明確化している．

　また，公衆衛生部門で，結婚，養育，退職，配偶者の死による 1 人暮らし，離婚などの研究が行われている．その他，登校拒否の取り扱いに対する危機的アプローチの利用が報告されている．

　これらの理論的基盤や研究にもとづいて，危機理論は，ホメオスタティックな均衡作用の理論を基礎にして，人は危機に陥ると，生理的のみならず，心理・社会的にも相対的な安定を示そうとする．しかも，人は日常生活面の諸問題を解決するための対応策をもっているので，ある時間のなかで何らかの結末が到来するとしている．そして，この結末を良いものにするために，危機介入が重要であるとしている．初期の危機理論は年月とともに修正され，拡大されているが，リンデマンとキャプランによって示された考え方は，現在も受けつがれている．

② 危機の特徴と危機看護介入

1 ● 危機の定義

危機の定義としてダーボン（Darbonn）は，キャプラン（1961），マーロイ（Morley, 1964），ラポポート（Rapoport, 1962），ブルーm（Bloom, 1963）らのものをあげている．ここでは，危機の実践，研究にもっとも影響を与えているキャプランの定義をあげる．

キャプランによると，危機は，人が大切な人生の目標に向かうとき，障害に直面し，習慣的な問題解決の方法を用いてもそれを克服できないときに発生する．混乱の時期，つまり，動転する時期がつづいて起こり，その間に，解決しようと，さまざまな失敗に終わる多くの試みがなされる．結果的には，ある種の適応がなしとげられるが，それはその人や仲間にとってもっとも益になるかもしれないし，そうでないかもしれない．

そしてキャプランは，危機を引き起こすような困難な状況にはどのようなものがあるかを明らかにしていくなかで，危機を別の観点から次のように定義している．

危機とは「不安の強度な状態で，喪失に対する脅威，あるいは喪失という困難に直面してそれに対処するには自分のレパートリー（知識や経験などのたくわえ）が不十分で，そのストレスを処理するのにすぐに使える方法をもっていないときに体験する」ものである．

　そして，人はレパートリーが不十分な場合，均衡作用の理論に
もとづいて，以前には試みたこともないようなさまざまな方法を
試行錯誤し，善きにつけ悪しきにつけ何か方法を見つけるもので
ある．したがって，危機は4週間から6週間以上はつづかず，何
らかの結末を迎えるとしている．また，危機とストレスについて
キャプランは，危機を時間的制限のあるものとみなし，一方，ス
トレスを時間的制限のないものとみなしている．

　近年，ストレスの研究は進み，バーン（Byrne）とトンプソン
（Thompson）は，ストレスとは人間に恒常的にみられる状態であ
り，この状態は対処しなければならない変化や脅威が生じると増
強すると定義し，ストレスは生命・成長に不可決なものとしてい
る．

　したがって，危機とストレスは同じ範疇のものであり，危機は
ストレスのもっとも増強した状態をあらわしているといえるだろ
う．

2●危機の特徴

　危機の特徴は，研究者によりさまざまな局面からあげられてい
る．

　キャプランは危機の4つの発達段階を以下のように示している．
　　①緊張が強くなる．それに対して習慣的な問題解決法を用い
　　　て解決しようとする．
　　②しかし，問題解決できず，しだいに緊張は高まる．さらに
　　　感情面の混乱が生じてくる．

③さらに緊張が増大する．そうするとその緊張が強力な内的刺激として働き，内的・外的資源を動員する．緊急の問題解決技法が試みられる．

④問題が持続すると，パーソナリティの統合性が失われ，精神障害の状態になる．

そして，危機の特質として，以下のものをあげている．

①危機には危機を促進するようなはっきりわかる出来事がある．

②危機は通過していくもので，必然的に時間的制限がある．

③危機の間，人は防衛機制が弱くなっているために他からの影響を受けやすい．これは，危機状態にある人が援助を受け入れやすいことをあらわしている．

パラード（Parad）とキャプランは，家族の機能に関連して（これらは個人にも適用できる）危機の5つの特徴的な局面を取り出している．

①ストレスフルな出来事はごく近い将来には解決できない問題を提起する．

②その問題は伝統的な問題解決法を用いるにはかけ離れているので，家族の心理的資源に過重な負担をかける．

③その状況は家族員の人生の目標に対する脅威あるいは危険として知覚される．

④危機の期間は，緊張が頂点に達し，それから低下することによって特徴づけられる．

⑤危機状況は近い過去と遠い過去の両方から未解決の主要な問題に気づかせる．

　ラポポートは，危機をもたらす出来事は，脅威，喪失あるいは挑戦として受け取れるとしている．

　　①脅威は，基本的，本能的ニードに対するものか，あるいは人の統合性の感覚に対するものとして感じられる．

　　②喪失は，現実のものかもしれないし，あるいは突然奪われる状態として経験されるかもしれない．

　　③挑戦は，問題を戦いを挑むものとみた場合で，より多くのエネルギーの動員となり，目的的な問題解決の活動となる．

　そして，ラポポートは危機をもたらす相互に関連する要因として，以下の 3 つをあげている．

　　①脅威をもたらす危険な出来事．

　　②もろさ（脆弱さ）あるいは葛藤を生じた初期の脅威に象徴的に結びついている本能的ニードに対する脅威．

　　③適切な対処機制を用いての反応不全．

　ミラー（Miller）は，多くの文献から，危機の基本的特徴としての共通の要素を以下のように抽出している．

　　①時間的要素：危機は慢性というよりは急性であり，非常に短い期間から，より長い期間までにわたっている．短くて約 1 週間から，長くて 6 〜 8 週間存在する．

　　②行動の顕著な変化：いつもに比べて明らかに効果的でない行動をする．行動は内的緊張を緩和しようとしているが，明白な成功のない問題解決を行う試行錯誤がある．建設的な行動は減少し，フラストレーションが高まる．

　　③主観的側面：人は解決できないと思われる問題に直面すると，無力と無能力の感じを経験する．そこには個人の重要

な人生の目標に対する脅威あるいは危険の知覚があり，これはしばしば不安，恐れ，罪悪感あるいは防衛的反応を伴う．

④相対主義的側面：共通の危機状態はあるけれども，個人の脅威や危機の知覚は，その人にとって独特なものであり，ある個人あるいはグループに対して，危機を構成するものが，他のグループにもそうであるとは限らないという，ある認識がある．

⑤有機体的緊張：危機に陥っている人は，通常，不安に関連した症状を含むさまざまな症状で表現される身体的緊張を経験する．これらの反応は，即時的で，一時的であるかもしれないし，あるいは危機状況それ自身の長期間の適応を構成しているかもしれない．

ブロコップ（Brockopp）は，危機に陥りやすい性格傾向として，以下のものをあげている．

①注意力に乏しく，問題の表面だけを見てその背後に気づかない．

②黙想的，内省的であり，危機状況の発現を自分のせいだと考え，また同時に，それに対して怒ったり，恐れたり，内的・外的苦悩を強めやすい．

③援助や支援に対して情緒的に対応し，自己の反応を抑制できない．

④さまざまな解決行動を試みるが，それが衝動的・非生産的である．

⑤危機に際して初めは周囲の人々を巻きぞえにするが，後に

は周りに無関心となる.

⑥合目的性が減少し，時間的，空間的ないし地域社会的に自分を見ることができない.

⑦問題解決をはかろうとする模索行動が多くなり，周囲に対してもそうした態度をとりやすい.

⑧問題解決の情報をたくさんもっているが，混乱した形のままで役立てられない.

3● 危機看護介入

　危機は，その人にとって心理的な弱点が増大する危険と，パーソナリティが成長するという二面をあらわす過渡的な時期を構成している．そして，危機は，時間的制限を有し，通常，4〜6週間つづき，善きにつけ悪しきにつけ1つの結末を迎えるといわれる.

　危機看護介入は，限られた時間のなかで，個人が直面している危機を心理的に解消し，再び均衡状態を回復するのに必要な支援・援助を適切に行うことである．そのゴールは，まず心身の機能を危機に陥る以前の機能レベルまで回復させることであり，さらに危機に陥る以前よりも高いレベルまで改善することである．したがって，危機看護介入は，短期間に集中的に，回復に重要と考えられるさまざまな人々が加わって，危機が少しでも軽く，そして早く順調に経過し，その体験が人間としての成長につながるように行われることが大切である.

　危機は起こり方によって，突然急激な衝撃を受けて起こる

ショック性危機と，ゆるやかに小さな衝撃が重なって起こる**消耗性危機**の2種類がある．いずれの場合も危機看護介入は，明らかに危機を引き起こす可能性のある出来事に遭遇する人に対して，危機をどう回避するか，あるいは危機的出来事にどう対処し，どう克服するかという視点から，予防的に行われること（予防的危機看護介入）が重要である．そして，ショック性危機に陥った場合は，危機に陥った人がたどる過程に焦点を当てて適切に危機看護介入を行う．また，消耗性危機の場合は，アセスメントを綿密に行い，問題解決的に危機看護介入を行うことが大切である．

③ 発達的危機と状況的危機

　危機には成長発達上避けることのできない危機，**「発達的危機」**（developmental crisis）と，人生において偶発的に発生する危機，**「状況的危機」**（accidental crisis）がある．

1 ● 発達的危機

　発達的危機はエリクソンの発達理論に基づいており，人間の生涯の中で必ず直面し，それを乗り越えることで成長していく危機であり，**成長のための痛み**（growing pain）といわれている．

　エリクソンは人間の一生を8つの漸成的な発達段階に分け，各段階にはその段階で解決しなければならない固有の発達課題があり，その解決は前段階で準備され，それを土台に次の段階でさらにすすんだ解決がなされることを示している．そしてそれらの課題への取り組みは，能力を向上させ成長していく上で重要であるが，同時に葛藤をも引き起こすとしており，この内的葛藤をうまく解決していくことで，人間としての基本的「徳」とか，「人間の強さ」といわれるものが発達すると考えられている．つまり，ライフサイクルの各段階における発達課題と発達危機の考え方を表しており，結果として各段階で課題の達成と危機の克服のバランスがとれていることが望ましいとしている（**図1**）

　発達的危機は，各段階における発達課題である子供集団への参

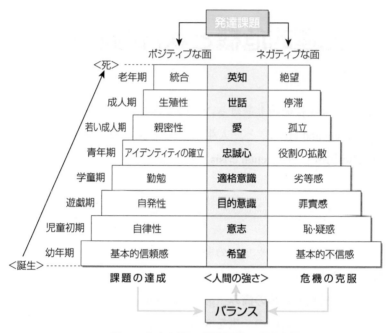

図1　人生各期の発達課題と発達危機

（岡堂哲雄ら：「患者ケアの臨床心理」を参考に著者作成）

加，第2次性徴の出現，受験，就職，結婚，妊娠，第1子の出産・育児，停年退職，機能衰退などによって引き起こされる．

2 ● 状況的危機

　状況的危機は，人の生涯のなかで必然的に経験されるものではなく，偶発的に，多くの場合，予期せず突発的に発生するもので，明らかに人の幸福感を脅かすと判別される出来事から展開する．つまり，病気，事故，死，奇形児の出産，離婚，別離，倒産，大

火，地震，戦争などによる．医療の場で状況的危機を引き起こす
出来事として，具体的には第Ⅲ章で詳述するが，外見上の形態の
損傷や機能の喪失を伴う手術や外傷，突然の不動状態，疾病など，
また愛する人の死の予告や死別などがあげられる．

　危機は必然的で予測可能な発達的危機と偶発的，突発的な状況
的危機に区別されているが，両者は密接な関連をもっていること
が多い．つまり，偶発的な出来事に見える病気や事故などが実は
発達上の葛藤・危機と深くかかわっていることがある．

（参考文献）

1) Aguilera DC: Crisis Intervention, Theory and Methodology, 7th ed., The C.V. Mosby Co., 1994.
2) Byrne ML & Thompson LF (1978), 小島操子他訳：看護の研究・実践のための基本概念. 医学書院，1980.
3) Caplan G (1968), 加藤正明監訳，山本和郎訳：地域精神衛生の理論と実際. 医学書院，1977.
4) Cohn N: Understanding the Process of Adjustment to Disability. J Rehabil 27:16-18, 1961.
5) Darbonne A: Crisis: A Review of Theory, Practice and Research. Psychotherapy 4(2): 49-56, 1967.
6) Erikson EH: Identity and Life Cycle. Psychological Issues, 1(1), New York, International Universities Press, 1959.
7) Fink SL: Crisis and Motivation; A Theoretical Model, Cleveland, Ohio: Care Western Reserve Univ., 1973.
8) Golan N: Crisis Theory, in Turner FJ Ed., Social Work Treatment, Interlocking Theoretical, Approaches, 2nd Ed.: New York, The Free Press, 1979.
9) Hill R: Social Stresses on the Family: Generic Features of Families under Stress, Social Casework 39: 139-150, 1958.
10) Janis IL: Emotional Inoculation: Theory and Research on Effects of

Preparatory Communication, in Psychoanalysis and Social Science, New York: International Universities Press, 1958.

11）Jacobson G, Strickler M & Morley WE: Generie and Individual Approaches to Crisis Intervention. Am J Public Health 58: 339-342, 1968.

12）Koner IN: Crisis Reduction and Psychological Constant, in Specter GA & Claiborn WL, Crisis Intervention: New York, Behavioral Publication, 1973.

13）小島操子：危機理論発展の背景と危機モデル．看護研究 21(5): 2-9, 1988.

14）小島操子：喪失と悲嘆—危機のプロセスと看護の働きかけ．看護学雑誌 50(10): 1107-1113, 1986.

15）Lester D & Brockopp GW: Crisis Intervention and Counseling by Telephone. Charles C. Thomas, Springfield, 1973

16）Lindemann E: Symptomatology and Management of Acute Grief. Am J of Psychiatry 101(2): 141-148, 1944.

17）McEvoy MD & Egan EC: The Process of Developing a Nursing Intervention Model. JNE 18(4): 19-25, 1979.

18）Miller K: The Concept of Crisis: Current Status and Mental Health Implications, Human Organization 27: 195-201, 1968.

19）Moos RH & Tsu VD: The Crisis of Physical Illness: An Over view, in Moos RH (Ed.) Coping with Physical Illness: New york & London, Plenum Med Book Co., 1979.

20）岡堂哲雄他：人間性の発達理論2．患者ケアの臨床心理，医学書院，1978.

21）Parad HJ & Caplan G: A Framework for Studying Families in Crisis. Social Work, 5-15, 1960.

22）Rapoport L: The State of Crisis: Theoretical Considerations. Social Service Review 36(2): 211-217, 1962.

23）Riehl J & Roy C: Conceptual Models for Nursing Practice, 2nd Ed.: New York, Appleton-Century-Crafts, 1980.

24）Scott DW, Oberst MT & Dropkin MJ: A Stress-Coping Model. Advances in Nursing Science 3(1): 9-23, 1980.

25）Shontz F: The Psychological Aspect of Physical Illness and Disability: New York, Macmillan, Inc., 1975.

II章

喪失と危機

① 危機をもたらす喪失

　喪失 (loss) とは，その人がもっている何かが奪われる状態，
または失くなった状態である．危機は喪失に対する脅威（失うか
もしれないという恐れ）あるいは喪失に直面して引き起こされる
パニックの状態である．人は誕生から死までのライフ・サイクル
のなかでさまざまな喪失を体験する．喪失のなかでも，愛の喪失，
性役割の喪失，自己観の喪失は危機をもたらす喪失としてあげら
れている．これらの喪失は，その人にとってかけがえのない，大
切な愛や依存の対象喪失であったり，精神的なよりどころの喪失
である場合が多い．これらの喪失は単独で，あるいは互いに関連
して喪失感が増大して危機をもたらす．

1 ● 愛の喪失

　愛の喪失は，もっとも危機を引き起こしやすく，痛々しいもの
である．愛の喪失には，以下のものがあげられる．
　①愛や愛の対象の喪失：失恋や友人の裏切り，別離，死別な
　　ど．
　②依存・保護の対象喪失：親や重要他者に見離されるなど．
　③慣れ親しんだ環境の喪失：引っ越しや転勤，転校，海外移住
　　など．
　④自己の大切な所有物の喪失：家や財産，ペットなど．

2 ● 性役割の喪失

　役割（role）とは，特定の位置づけ（position）を占める人にふさわしいとみなされる一群の行動をとることといわれる．それらには伝統的に受け入れられた，また，文化的に是認された行動，あるいは法的に規定された行動など，特定の集団によって規定され是認された行動が含まれる．人は同時に多くの位置づけを占め，それぞれの役割を果たしている．たとえば，Aさんは看護師であるが，同時に母親であり，妻であり，娘でもある．そしてAさんはそれぞれの位置づけに付随する役割を果たしている．

　役割の中でも性役割は，性による位置づけに伴う役割である．つまり，妻としてあるいは母親としてなどの役割である．性役割は，その人の行う他のほとんどの役割に影響するため，その役割喪失は危機を生じやすい．性役割の喪失として，女性性や男性性の喪失，妻として，あるいは夫として，また母親として，あるいは父親としての性にまつわる役割などの喪失があげられる．

3 ● 自己観の喪失

　人は自己を通して，自分のまわりの世界を認め，評価する．自己観，つまり，自己概念（self concept）は，その人の特性や能力についての認知，他の人々や環境との関係，経験や目的に伴うその人の価値観，そして，その人の目標や理想をすべて含んだものである．人は自分の自己概念という枠組みを通して世の中とかかわりあうので自己概念は，その人の行動に強い影響を及ぼす．

自己概念の要素には，自尊心，理想自己，ボディ・イメージ，役割およびアイデンティティの概念が含まれる．したがって，自己観の喪失は，自分を一体化させていた精神的なよりどころを失うことであり，自分の存在意義や価値が低下した，あるいはなくなったと感じるので危機に陥りやすい．

　自己観の喪失には，人格的自己の喪失と身体的自己（ボディ・イメージ）の喪失がある．人格的自己の喪失として，社会的名誉とか誇りや自信を失うこと，自尊心を傷つけられること，また，ボディ・イメージの変化・喪失などがあげられる．ボディ・イメージの喪失としては，病気，事故や手術で身体の一部分や機能を失うこと，極度の肥満あるいは痩せ，成長発達上の身体的変化などがあげられる．

② 喪失と悲嘆

　危機は喪失に対する脅威あるいは喪失に直面して引き起こされるパニックの状態である．一方，悲嘆（grief）は，喪失に伴って起こる一連の心理過程で経験される落胆や絶望の情緒的体験である．人が喪失を乗り越え，それを受容するためには，つまり危機を克服するためには，その人自身が十分に悲しむこと，喪失による抑うつ反応によって，スイッチが入れられる悲嘆作業（grief work）を十分にやりとげることが重要である．

　喪失に伴う悲嘆の反応は人によってさまざまであり，また時間の経過によって変化するが，通常一連の過程をたどる．悲嘆の過程（grief process）には健全な適応へと向かう，一連の正常な悲嘆の過程（normal grief process）と，悲嘆の過程が抑圧された病的な悲嘆（pathologic grief）がある．また，喪失が予期される場合に，前もって悲しみ，悩む予期的悲嘆（anticipatory grief）がある．

1 ● 正常な悲嘆

　通常，正常な悲嘆の過程は，喪失と同時に衝撃（shock），無感動，麻痺状態（numbness），そして否認が起こる．これらは急性の反応であり，防衛の一種として機能する．この時期には，のどに何かつかえているような，しめつけられるような感じ，息苦し

さ，深いため息，食欲不振，不眠など，身体的反応が著明にみられる．一般に短期間でこの時期を終え，怒り，敵意，うらみなどが見られるようになる．これらの反応は，現実を受け入れることができないために生ずるものである．

　ついであらわれる罪意識は，悲嘆の行為を代表する反応ともいえ，自分自身を責める．そして，嘆き，悲しみ，孤独感，抑うつ，精神的混乱，無関心（apathy）をきたし，やがてあきらめ−受容，そして新しいアイデンティティの確立にいたり，より成熟した新しい人間として生まれかわる．悲嘆の過程におけるそれぞれの感情的な反応は，明確に区別することが難しく，また反応のあらわれてくる順序も人によって多少異なる．

　一般に死別にともなう正常な悲嘆の過程は**表 1** に示すようなものである．

　悲嘆のプロセスは，このように苦痛に満ちた体験であるが，貴重な人格成長の機会でもある．悲嘆のプロセスを創造的に乗り越えた人は，以前より優れた人格者となり，他者の苦しみにもより深い共感を示すことができるようになるといわれる．悲嘆の苦しみは，より深い生きる喜びを発見させてくれるのである．

表1　死別にともなう悲嘆

悲嘆の感情的な反応	特　徴
衝撃と無感動	・まったく現実感がなく，感覚が鈍くぼんやりしていて，何事もはっきりと考えられない． ・麻酔にかかっているような，夢のなかにいるような感じである． ・感情的に，人々からはなれて遠くにいるように感じる．
否認	・死という事実を否定する． ・故人がまだ生きていて家に居ると考えつづける． ・故人が必ず帰ってくると思いこむ．
怒りと敵意	・運命や神に対しての怒りを表出する． ・故人や自分自身に対する怒りを表出する． ・故人の世話や治療をした医師や看護師に対して敵意を示す．
罪意識	・故人が生きている間にもっと何かをしてあげればよかったと自分自身を責める（自責の念が強い）． ・自分自身の不注意や手ぬかりも誇張して考える．
孤独感と抑うつ	・世界は空虚であると感じる． ・何をするのもおっくうで気乗りがしない． ・将来に何の希望ももてない．
精神的混乱	・系統だてた活動を継続するようなゆとりがない． ・いつも何かをしようと探し求めて，動物のように動き回り，じっと座っていることができない． ・人生のあらゆる事柄に無関心になる．
あきらめ	・故人はもはやこの世にいないのだと現実の死に勇気をもって直面することで，受け入れられるようになる．
新しいアイデンティティの確立	・苦痛に満ちた体験を通して，より成熟した新しい人間として生まれかわる． ・故人のいない新しい人生への挑戦をはじめていく．

2 ● 病的な悲嘆

悲嘆のプロセスが意識的あるいは無意識的に抑圧され，悲嘆作業が十分に，あるいはまったく行われない場合，病的な悲嘆が生ずる．

病的な悲嘆は，**表2**に示すようなものである．

3 ● 予期的悲嘆

悲嘆は，しばしば喪失が現実に起こる前にはじまる．予期的悲嘆とは，喪失が予期される場合，実際に喪失が起こる以前に喪失が起こったときのことを想定して嘆き，悲しむことであり，前もって悲嘆，苦悩することによって喪失に対する心の準備が行われることをいう．一般に人は，予期的悲嘆を行うことによって衝撃に耐える力が強められ，喪失を少しでもうまく処理できるように心の準備ができるので，喪失が実際に起こった場合，その衝撃は，喪失が突然偶発的に起こった場合よりも少なくてすむ．

予期的悲嘆は，手術，とくに切断術など外見上の形態の変形・喪失をともなうものを受ける患者や終末期患者の家族などに強くみられる．終末期患者の家族の予期的悲嘆は，生存している患者に対して亡くなったときのことを想定して行われるために，ときに家族が罪責感や自責の念にかられることがある．予期的悲嘆は，適切な支援・援助の下で十分に適切に行われることが重要である．

表2　病的な悲嘆

病的な悲嘆	特　　徴
遅延した悲嘆	喪失のあと数日，数週，数か月を経て，悲嘆の反応があらわれてくる．このように，悲嘆が遅延するのは，喪失の否認や逃避のためであり，避けられないときになって，悲嘆が一度に押し寄せてくる．
悲嘆の欠如	悲嘆の反応がまったくあらわれず，その感情さえ知覚しない．このような人は，故人に対して激しく矛盾する感情をもっていて，悲嘆の反応のなかに愛情と同じくらいの敵意があらわれるのを無意識的に恐れている．
抑制された悲嘆	悲嘆の反応を公的には隠し，ひそかに悲しむ．このような人は公的には意識的に自分をコントロールしたり，あるいは，故人はいう苦しみから解放されているという事実によって喪失を合理化したりする．
慢性の悲嘆	悲嘆が持続している状態．喪失のあとも，その喪失を否定するある行動パターンを取り入れることによって，現実を認めることによる苦しみから身を守る．たとえば，故人の部屋をまったくふれずにそのままにしておく．
ひどい抑うつ	一時的な抑うつとは違い，気分や行動や思考プロセスの逸脱を伴うことがある．一時的な抑うつは，周囲の励ましに反応し，しばらく時がたてば笑うこともできるようになるが，ひどい抑うつは，ほとんどの刺激に反応せず，かたくなにふさぎこみ，心の空虚を感じている．
心気症	喪失に対する強い不安・緊張・敵意・罪悪感が，身体的な反応としてあらわれ，それに対して悩む．たとえば，緊張性頭痛を脳腫瘍だと思いこんで心配する．
精神生理学的反応	喪失が原因で，もともとその人がもっている素因から本態性高血圧症や神経性皮膚炎，十二指腸潰瘍のような身体的な症状を引き起こす．
行動化	喪失によって経験する苦痛などの強い内的感情を，行動によって処理する．たとえば，アルコール依存，麻薬依存，故人の代わりの人をみつけてすぐ再婚したりする．
神経症的，精神病的状態	病的な恐怖症，ヒステリー症状，抑うつ反応など，また，統合失調症的反応が起こることもある．

③ 不安と危機

　不安は喪失の予感，欲求不満，葛藤など心身の健康に影響を及ぼす要因によって，自己イメージあるいは自己の存在がおびやかされたときに引き起こされる．健康な精神生活のなかでは不安は対処機制によってうまく処理されるが，ストレスの多い出来事に遭遇すると不安は高まって，通常の習慣的な方法ではそれを処理することが困難あるいは不可能になってくる．そうするとパニック状態となり，自分に起こっていることを適切に知覚することができず，危機（crisis）に陥る．したがって，不安を早期に緩和することは危機回避に重要である．

1● 不安の特徴

　不安は一般的に漠然とした気がかり，いらだち，神経過敏あるいはおそれの感情であり，未知のつかみどころのない危険あるいは脅威に対する反応である．不安は普遍的な心理反応で，自己の危険な状況を知らせる信号として有意義であり，また行動が建設的な方向へかわるように，人の能力を最大限に発揮させ，知覚を鋭くする正常な有益な反応である．しかし不安が量的に過度になったり，反復してあらわれたり，質的に過重になると，危機に陥りやすい．

　不安の徴候には不安から生じる情緒的・心理的・生理的反応

と，不安に反応して生じる行動があり，これらによって不安の存在が認められる．不安に関する情緒的・心理的反応としては，緊張感のたかまり，神経過敏，気がかり，憂うつ，興奮などがあり，また警戒心の増大，注意力の低下などがみられる．生理的反応は主として交感神経－副腎髄質系機構によってもたらされ，身体に緊急事態を処理する準備を行わせる．それらには，心拍数の増加，血圧の上昇，発汗の増加（とくに手掌），口渇，顔面蒼白または紅潮，瞳孔散大，筋緊張，食欲減退，吐きけ・嘔吐，また胸痛，下痢，頻尿などがある．

　不安に反応して生じる行動には，脅威にたち向かおうとする戦闘（fight）か，あるいは脅威に直面するのをさけようとする逃避（flight）の行動，または不安に伴う種々の感情をあらわすための行動がある．それらには，情報収集，たえまない保証の要求，いらだち，落ち着きのなさ，短気，怒り，拒絶，泣くこと，話し方や声の調子の変化，手の振せんなどがあり，また攻撃，抑圧，退行などがある．

　不安の程度やあらわれ方は，心身の健康に影響を及ぼす要因の種類，強さ，大きさ，数などに加えて，その人のパーソナリティや成熟度，過去の経験，対処機制などによって異なる．不安の程度は，通常3段階に区別され，不安の徴候から判断できるが，1つの主要な基準として集中力の変化があげられる．ある状況において，実際に起こっている出来事に対する注意力の低下は，不安の強さに正比例するといわれる．軽度の不安では警戒心が増し，眼の動きや聴力が敏感になり，実際に起こっていることにほとんど注意を集中することができる．中等度の不安では周囲の出来事

を詳細にみたり，聞いたり，把握したりすることができず，かぎられたことにしか注意を集中することができない．強度の不安になると，思考が阻害され注意力を集中することができなくなる．

　とうてい打ち勝つことのできないような不安は，危機を示唆する．

　不安は心身の健康に影響を及ぼす要因によって引き起こされ，不安を示す徴候によってあらわされる．したがって，鋭い感受性をもって不安を引き起こす要因や不安の徴候を注意深くアセスメントし，早期に不安を解消あるいは緩和することが大切である．不安を早期に緩和することは不安の増幅による危機を回避することにつながる．不安の緩和には，不安をともなった患者が自分自身で不安を解消するように働きかける洞察による方法と鎮静・安楽をもたらすことで不安を緩和する方法がある．また，先のことを予測して，不安・心配し悩む予期的心配（手術など）に対しては，予期的指導（術前オリエンテーションなど）を行うことで不安を緩和する．

1）洞察による不安の緩和

　不安が軽度か中等度で実際に起こっている出来事に対して，少なくとも促されれば注意を集中することができる場合次のような3つの段階を経て援助する．

　①不安の状態にあることを認知するようにする

　患者が不快に感じている事柄やその感情を，自由に存分に話すよう促す．よく傾聴しながら話を進展させ，患者が自分自身の潜在的な感情を探究し，自分が不安な状態にあることに気づくように援助する．

②不安に対して洞察力を増すようにする

　洞察力を増すとは，不安の真の原因を究明するプロセスである．まず，患者に自分で自分の行動の理由を調べさせ，自分の行動が，いかに不安を表現しているかを知るように助ける．ついで，不安の背後にある脅威，つまり自分を不快に感じさせている真の原因が何なのかを知るように援助する．

③直面する脅威に対処するようにする

　脅威に対処するために，まず，患者の感じている脅威は，真にそれほど脅威なのか，また，それは現実的なものなのかなど，患者が脅威の再評価を行うよう援助する．そして，最後に，患者が再評価した脅威に直面し，脅威と取り組む新しい方法を学ぶよう援助する．

2）鎮静・安楽による不安の緩和
① 基本的欲求の充足

　基本的欲求を満足させて鎮静・安楽をもたらすことは，直接的に不安を緩和したり，あるいは不安に取り組む力を促したり回復させて二次的に不安を緩和するのに役立つ．

　生理的欲求の満足としてぬるめの湯にゆっくり入浴させること，あるいは，足浴や背部へのあたたかい温湿布の貼用，軽いマッサージなどは，気分をしずめ爽快にして，不安の緩和に役立つ．

29

また，安楽な体位の維持，適度に体動ができる空間の確保や寝衣の工夫および休息への配慮，あるいはあたたかい飲み物の提供なども有効である．

　不安を伴った患者は，自分の状態について知りたいとか，感情を表出したい，受容や慰め，支持がほしい，また安楽を保証してほしいなどというような欲求がある．これらの欲求を充足するために看護師は，患者をよく理解し，患者の話を傾聴し患者に情報を提供したり，教育したり，支持や慰めを与えたり，患者の安楽のために看護技術を駆使することが重要である．また，看護師が患者のそばに付き添うことは，患者に安心感を与えるばかりでなく，安全や愛情・所属などさまざまな欲求を充足することができる．

　これらの欲求の満足は，成長へ向けて患者の不安に取り組む力を強くする．

② 環境の整備

　静かで，快適な環境は生理的欲求を充足し，心身の安定をはかる．いらいらして，見るもの聞くものすべて気になる場合はもちろん，環境に注意が向かない場合も，環境条件を整えることは非常に重要である．

　高温，高湿，よどんだ空気，強い光，音などは，不安，いらだちを増すので，適度に調整し快適にする．騒音は主観的であるが，音の強弱，高低によらず，生理的・感情的に刺激をもたらす音は，すべて騒音となるので配慮が必要である．不安，苦痛時には，処置に伴う器械類のふれあう音や，他人の話し声ばかりでなく，患者に話しかける看護師の声も，その患者にとって騒音となる場合

があることを留意して，看護にあたらなければならない．

　また，不安を軽減するには，環境の変化が少なければ少ないほど良いので，病床生活がそれまでの生活とあまりかけ離れないように配慮することが大切である．患者と親しみやすい誠実な人間関係を確立すること，見なれた絵，花，置物などで視覚的満足を与えること，寝具や寝衣を調整すること，プライバシーを守ることなどがあげられる．

③ 症状の緩和

　不安を伴った患者の経験する身体的症状には，不安を引き起こす原因となっている疾病に付随した症状と，不安のためにあらわれた症状がある．いずれも患者にとって現実的なもので苦痛であり，不安と症状の苦しみは悪循環を繰り返す．患者にとって今まで経験したことのない症状は，対処の仕方がわからず，不安を大きくする．また，呼吸困難とか持続する疼痛，感覚遮断，機能障害などは生存に対する明らかな脅かしとなり，不安をより増大させる．

　患者にとって呼吸の障害は，生命の危険に対するもっとも大きな不安であり，その不安はますます呼吸を苦しくする．呼吸や循環の維持，促進のために体位を工夫したり，酸素吸入を行ったりする．疼痛緩和のためには罨法やマッサージ，体位の工夫などを行ったり，散歩やレクリエーションなどで気分転換をはかったり，また，医師との協力で適切な鎮痛薬の投与を行ったりする．感覚遮断や機能障害に対しては，それらの見通しを告げ，他の感覚や残された機能を利用したり，人工補装具で補う方法を教えることによって障害を軽減し，不安を緩和する．その他，けいれん，発

熱，嘔気・嘔吐，食欲不振などさまざまあるが，症状の種類，軽重を問わず，症状に対する緩和のための働きかけは，すべて鎮静，安楽につながり，不安の緩和あるいは不安に立ち向かう力を増強するのに役立つだろう．

④ トランキライザの投与

鎮静薬や精神安定薬の投与は，医師の指示にもとづき，一時的に強力に不安を軽減あるいは解消させるが，その効果は，あくまでも姑息的であり，根本的治療ではない．トランキライザは，一時的にしろ容易に効果をあらわし，苦痛を緩和するので無差別に使用されがちである．しかし，トランキライザには望ましくない副作用があったり，習慣性になりやすく，また不安の原因が必ずしも明確でなかったり，薬物で軽減あるいは除去できるとはかぎらないので，その使用は慎重に行わなければならない．

弱トランキライザは，急性の不安・緊張の緩和，慢性神経症の予防，またストレス患者の心理的平衡の回復などに有効である．しかし，可能なかぎり不安の原因を究明し，原因に直接働きかけたり，他の援助法を駆使して不安の緩和に努めることが大切であり，必要時，適切な時期に，適切なトランキライザを安全に，正しく投与することが重要である．

3) 予期的心配・指導による不安の緩和

悩みや不安に関して予期的心配現象がある．これは，脅威が予測されたとき，先のことを予想して心配し，悩むことである．予期的心配はコントロールできる範囲内に限られている場合，つまり，過重すぎず，信頼できる支持がある場合，将来の過重な負担

を緩和するのに役立つ．予期的指導によってこれからのことについて実際上の具体的なことを教え，予期的に現実に応じた程度に心配させておくと，問題が出現したとき，その問題に立ち向かう準備をしたことになり，問題を処理する自信が強められる．しかし，負担が過重な場合，逆効果になることがあるので注意が必要である．予期的指導を行ううえで，大切なことは，十分な支持のもとに行うこと，患者があとで聞いたり，見たり，感じるであろうことについて真実のみを告げること，同時にそれに対処する方法や援助，支持のあることを具体的に示し，教えることである．また，予測される現実の範囲での希望について示すことも重要である．

　予期的心配は，予期的指導によって緩和され，問題が出現したとき，衝撃に耐える力となり，問題をよりうまく処理できるようにする．これは，不安に現実的に立ち向かわせるうえで必要であり，不安や悲しみを軽減し，危機を回避させるために非常に重要である．

参考文献

1）Blondis & Jackson 著，仁木久恵，岩本幸弓訳：患者との非言語的コミュニケーション．医学書院，東京，1979.
2）Bowlby J 著，黒田実郎ほか訳：愛情喪失．母子関係の理論，岩崎学術出版社，1981.
3）Byrne & Thompson 著，小島操子ほか訳：看護の研究．実践のための基本概念，医学書院，1984.
4）Deeken A：悲嘆のプロセスを通じての人格成長．講演会資料，1983.
5）Fulton P. 編著，斎藤武，若林一美訳：悲嘆9　デス・エデュケーション—死生観への挑戦—，現代出版，1984.

6) 小島操子：不安を伴った患者への援助の技術. 臨床看護 7(6): 812-819, 1981.

7) Lindemann E: Symptomatology and management of acute grief. Am J Psychiatry 101: 141-148, 1944.

8) Maslow AH 著, 小口忠彦監訳：人間性の心理学. 産業能率短期大学出版部, 東京, 1975.

9) Peretz D: Reaction To Loss In Loss and Grief: Psychological Management in Medical Practice, Ed. B.Schoenberg etc., Columbia Univ, Press, 1970.

10) Riehl J, Roy C: Conceptual models for Nursing Practice, 2nd Ed.: Appleton-Century-Crafts, New York, 1980.

11) Stuart GW 編, 樋口康子ほか監修：自己概念の変容. 新臨床看護学大系, 精神看護学 I, 医学書院, 1985.

III章

医療の場で
危機を引き起こす要因

医療の場では，患者は何らかの健康障害にともなって，生命あるいは形態，機能の喪失におびやかされ，しかも通常の役割が果たせず自尊心の低下などをきたしている．そのため，健康障害にともなう喪失の脅威が増幅され，あるいはゆがめられて危機（crisis）に陥りやすい．このような医療の場における患者や家族の危機に影響を及ぼす要因として以下のものがあげられる．

(1) 危機を引き起こす出来事

(2) 出来事のうけとめ

(3) ソーシャル・サポート

(4) コーピング（対処）

　危機は，これらの要因の1つあるいはいくつかの影響によって予防・回避されたり，あるいは到来したりする．

　医療の場では，これらの要因の綿密なアセスメントと危機の予防的看護介入，あるいは軽減・回復のためのすみやかな集中的看護介入が重要である．

1 ● 危機を引き起こす出来事

　医療の場には危機を引き起こすような喪失や喪失感をもたらすさまざまな出来事がある．それらの出来事は以下のようにあげられる．

■ 形態の損傷をともなう出来事

　外見上の変化がすぐわかる手術や外傷（四肢切断，人工肛門造設，顔面の変形・麻痺など）などによる形態の変化・喪

失．このような出来事はボディ・イメージの喪失感を強め，自尊心，自己理想，自己期待の喪失をもたらし，自己の存在がおびやかされて，危機に陥りやすい．

■ **機能の障害をともなう出来事**

手術や疾病などによる機能の喪失（失声，失明など），疾病・損傷による不動（四肢麻痺など），機能喪失を永久的に補う機器との共存（人工透析，在宅酸素など）や治療継続（慢性疾患など）など．これらの出来事は人格的自己の喪失感を強め，またボディ・イメージや性役割の喪失感を高める．

■ **性（生殖）器・機能の障害をともなう出来事**

性（生殖）器や関連臓器の手術・損傷・疾病など．このような出来事は性役割の喪失・喪失感を強め，自己観の喪失感を高める．

■ **愛する人・場所などの喪失や喪失の予期をともなう出来事**

予後不良，死別，入院，隔離，生命をおびやかす手術（心臓や脳，血管などの手術），死の予告など．愛の喪失は痛々しいもので，もっとも危機を引き起こしやすいといわれる．

２● 出来事のうけとめ

人は直面した出来事のうけとめ方によって，自分で問題を解決したり，助けを求めたりする．しかしうけとめ方によっては，自分で問題解決できず，助けも求められず悪い方向（危機）に進展する場合がある．前者は出来事に対して現実的なうけとめをしている場合であり，後者は非現実的あるいは歪んだうけとめをして

いる場合である．出来事は現実的にうけとめられないかぎり問題解決につながらない．つまり，出来事のうけとめは，その出来事にどう対応（対処）するかに影響し，危機に影響を及ぼす．したがって，出来事のうけとめは非常に重要であり，またそのうけとめはさまざまな因子によって影響される．

　出来事のうけとめに影響する因子として以下のものがあげられる．

■**出来事の特徴**
　出来事の種類，大きさ，強さ，激しさ，数，持続期間など．
■**個人的特性**
　年齢，性，パーソナリティ，自我の強さ，遺伝的素因，耐える力，物事への対処の仕方，過去の経験など．
■**信念・価値, コミットメント（自己の人生にかけているもの）**
　人間観，死生観，女（男）性観，職業観，健康観，手術・治療に対する価値観・信念など．

3●ソーシャル・サポート

　ソーシャル・サポートとは，人が困った出来事に直面して，自分一人の力ではとうてい対応できない，あるいは問題解決できないと感じたときに，頼ることができ，しかも身近にあってすぐ利用できるような人や物などをいう．ソーシャル・サポートは，家族，親しい友人，同僚，隣人，医師，看護師，社会資源などがあげられる．内容として安心感，信頼感，自信，希望などが与えら

れる**情緒的サポート**と，手伝い，情報，金銭，物などが提供され
る**手段的サポート**がある．

　ソーシャル・サポートは，有るか無いか，適切かどうか，また
その支援の程度は強いか弱いかなどによって危機に影響を及ぼ
す．適切なソーシャル・サポートは，ストレス状態にある人に
フィードバックや自己確認の機会を与えたり，あたたかい支持，
励まし，助言などを与えるので，衝撃的な出来事に耐える力を増
し，問題解決能力を高め，危機を回避したり，危機を円滑に乗り
越えるのに助けとなる．

4 ● コーピング（対処）

　人が衝撃的な出来事に直面したときに行うコーピング（coping）
は，その人がその人独自の方法でストレスや脅威を緩和・軽減あ
るいは除去しようとする努力の過程であるといわれる．この過程
は，一連の内面に隠された活動や表面にあらわれた行動・反応か
ら成り立っている．これらの行動・反応などを誘発する仕組みに
は，いわゆる**対処機制**（coping mechanism）と**防衛機制**（defense
mechanism）がある．この過程は，人が過去にストレスや脅威に
対応するためにとってきた多くの決定や行動，信念やコミットメ
ントに左右される．

1）対処機制
　対処機制は，自分にとって不快なストレスや脅威から意識的に
自分を守ると同時に，その原因を究明し，現実場面の問題を解決

していく積極的な仕組みである．対処の形式は大きく情動志向的対処と問題志向的対処に分けられる．また，対処のしかたとして，以下のようなものがあげられる．

- **直接行為**：気をまぎらわすために何かほかのことをすること．
- **行為の禁止**：ときがたてば事態は変わるだろうと何もしないでいること．
- **情報の探索**：問題をはっきりさせるためにいろいろ調べること．
- **認知的対処**：視点を変えたり，次にしなければならないことに注意を向けること．

人は人生初期から対処機制を習得しはじめ，成人になっても新たな対処機制を習得することによって，危機を予防あるいは回避したり，行動上の安定性を維持・増進してこころの健康を保っている．

2）防衛機制

防衛機制は，人が不快な状況や緊張・不安を引き起こすような情動に対して，自分のこころが傷つかないように自己を守るために働く自我の機能をいい，無意識か，なかば無意識的な状態で作用して心の安定をはかっている．つまり，防衛機制は原因を究明するよりも，不快の緩和に焦点がおかれ，パーソナリティを保護し，精神的ニードを満たし，また現実をより受け入れやすい形に修正することによって，不安による緊張など不快を緩和あるいは除去するものである．

　防衛機制には，耐えられない記憶や衝動，葛藤などを無意識的
に意識から払いのけるものと，自分が受ける衝撃を最小限にする
ために，苦痛となる考えや感情などをゆがめて解釈してしまうも
のなどがある．ジラードとブウシュ（Gerlard & Bush）は，成人
の防衛機制を，成人がこれらを用いることによってもたらされる
緊張に満ちた状況の重大性に従って，より健康的なものから過度
になると不健康なものへと段階的に述べている．

① 健康的な防衛機制

　健康的な防衛機制は，過度になると不健康なものよりも，より
意識的な計画を含んでいる場合が多く，人にある程度の満足をも
たらして，きびしい緊張に満ちた状況に対応するのを助ける．そ
れらの概略は，より健康的なものから以下のように示される．

- ■ **昇　華**：抑制されたエネルギーを変形させて，社会的に容
認される代わりの目標に向けること．性的あるい
は攻撃的衝動などのはけ口として，スポーツ，芸
術，学問などにうち込むことなどをいう．
- ■ **愛 他 心**：他者に対して，純粋な奉仕を行うことによって満
足を得ること．満足は他者に贈与された恩恵を知
ることによって代償的に達成される．
- ■ **ユーモア**：表現している本人にも，他者にも不快をともなわ
ずに感情を過剰に表現すること．
- ■ **抑　制**：思考をなかば意識的におさえること．覚えていて
のちにそれを処理する．
- ■ **予　期**：現実的になる将来の不快のために計画すること．

計画には手術や愛する者との別れ，死のためのこころの準備などが含まれる．

② 不健康な防衛機制

　不健康な防衛機制は，困難な状況あるいは強い欲求不満などに対して，まるで記憶喪失のようになったり，無意識的に自分の行動を変えて対応するため，健康的でないとみなされるものをいう．それらの概略は以下のように示される．

　　■ 分　　離：人のアイデンティティ（identity）の観念が，一時的であるが徹底的に修正されること．人がその人の行動からまったく引き離されたようにみえる状態をいう．

　　■ 反動形成：自分が認めることのできない態度や行動を抑圧し，それと正反対の態度や行動を無意識的にとること．

　　■ 置き換え：抑圧された情動を，本来の対象から，より脅威が少なく，より受け入れやすい代替物へと転換したり，置き換えたりすること．

　　■ 抑　　圧：意識することが苦痛で，受け入れがたい感情や欲求などを無意識下に追いやること．

　　■ 固　　着：成長のある段階で，発達や成熟をやめること．

　　■ 退　　行：より低いレベルの発達段階に逆戻りすること．

　　■ 知 性 化：衝動や葛藤が強すぎて自我がこれに直面できないときに，知的思考によってこれを克服しようとすること．対人関係が行きづまったときに，現実的

　　にその解決に努力することをやめてしまい，代わ
　　りに理想的な友情論を述べたりする．

■**合 理 化**：自分で認めたくない衝動や感情を，もっともらし
　　い理屈をみつけてこじつけ，真の動機を隠蔽しよ
　　うとすること．

■**打 消 し**：好ましくない体験が心の痛手となっているのを取
　　り消そうとして，はじめの行動と正反対のことを
　　行うこと．

■**行 動 化**：無意識的願望，あるいは衝動に付随する感情に気
　　づかないようにするために行うあからさまな表
　　現．アルコールや薬物依存，非行あるいは自傷行
　　為などをいう．

■**消極的攻撃行動**：適切に行動することができないであらわさ
　　れた他人に対する攻撃．通常，自虐的で自分自身
　　に対する反抗をともなう．

■**心 気 症**：死別，孤独，あるいは受け入れがたい攻撃的衝動
　　などを経験することによって生じ，自責の念では
　　じまり，痛みの訴えや身体的症状を通して進んで
　　いく．

■**幻　　想**：現実では満たしえない願望を満たすために，なか
　　ば意識的に空想することによって現実からの逃避
　　を楽しむこと．

■**代　　償**：自分の実際的または想像上の劣等さを別の方法で
　　補ったり，おおいかくしたり，偽装したりすること．

■**同一化(視)**：他者のパーソナリティの特性や要素を自分のも

43

のとして取り入れ，一体化する（他者と自分を同
一とみなす）こと．

■ **投射（影）**：自己の中に受け入れがたい感情や欲求を抑圧し，
それらを他者に属するものとして移しかえること．

■ **歪　曲**：内的欲求を充足するために外的環境をつくりなお
すこと．非現実的・誇大妄想的信念，幻覚，願望
成就の妄想などを含む．

■ **否　認**：自我が耐えられないような不快な現実を認めるこ
とを拒否して，自分の安全をはかろうとすること．

　防衛機制は，仮にあるいは一時的に，脅威に対する苦痛や不快
を緩和するという点では有効である．しかし，その状態が長びい
たり，それによって真の脅威に立ち向かう努力・行動が妨げられ
る場合は，その人にとって建設的ではなく，むしろ破局的となる．
したがって，綿密な変化に注目した経時的なアセスメントが重要
であり，適切に思いやりをもって，それを制するように働きかけ
ることが大切である．

参考文献

1) Aguilera DC, Messick JM: Crisis Intervention, Theory and Methodology, 5th Ed., The C.V. Mosby Co., 1986.
2) Garland LH, Bush CT: Coping Behaviors and Nursing. Reston Publishing Co., 1982.
3) Lazarus RS, Folkman S: Stress Appraisal and Coping. Springer Publishing Co., New York, 1984.
4) 本明寛：Lazarus のコーピング（対処）理論．看護研究 21(3): 17-22, 1988.
5) 太田保之編著：医療現場における精神危機．精神看護学精神保健 2 版, 医歯薬出版，2001.

IV章

危機モデルと危機看護介入

① 危機モデルとは

　モデルは，概念と行為，つまり理論的前提や研究に基づいた知識と診断的問題解決や臨床的介入を結びつける鎖であり，現象を観察したり分析したりするために，緊密に組み合わされたプロトコールまたは一連の手順を提供する．また，モデルは，現実にあるもののなかで絶対に不可欠なもの，しかも共通なものをそのなかに含んでいる．したがってモデルを用いることは，共通性をふまえて個別性をきわだたせることになる．

　危機モデルは，危機のたどる特有の経過を模式的に表現したもので，危機の構造を示し，その概念（考え方）を具現化し，理解しやすくしたものである．危機モデルは危機介入に対する考え方を明確に示し，また患者がたどるであろう経過ならびに必要な介入を全体的にわかるようにあらわしているので，実践者が何を為すべきか明らかな方向へ焦点を合わせて取り組むことができる．

　したがって危機モデルの活用は，危機状態にある患者の全体的把握とともに，個別性をみきわめることを容易にし，危機介入をより効果的かつ効率的に行うことを助ける．

　危機モデルには，主として危機に陥った人がたどるプロセスに焦点をあてたものと，主として危機にいたるプロセスに焦点をあてたものがある．通常，前者を危機モデルといい，後者を危機の問題解決モデルといっている．

1 ● 危機モデル

　いわゆる危機モデルは，危機に陥った人がたどるプロセスに焦点があてられており，その人にとって重大な喪失が引き金となって危機に陥った人が，それを乗り越え，受け入れていくプロセスをあらわしている．そのプロセスはさまざまな観点から危機のプロセスとして，あるいは悲嘆のプロセスとして，また障害受容のプロセスや死を受容するプロセスなどとして，あらわされている．

　フィンク（Fink）やションツ（Shontz）は，危機のたどるプロセスを危機モデルとして明白に示している．エンゲル（Engel），ラマーズ（Lamers），デーケン（Deeken）は，危機のプロセスを悲嘆のプロセスとしてあらわし，コーン（Cohn）は障害受容のプロセスとして，またキューブラ・ロス（Kübler Ross）は死の受容のプロセスとしてあらわしている．これらのプロセスは，3～5段階で示されており，それらの内容は**表1**に示すように，おおむねフィンクの危機モデルの衝撃，防御的退行，承認，適応の各段階の内容に共通している．

2 ● 危機の問題解決モデル

　危機の問題解決モデルは，危機にいたるプロセスに焦点があてられており，危機をもたらす可能性のある出来事・衝撃に対して，危機を左右する決定要因をあげ，それらの要因の解決いかんによって，危機に陥ったり，危機が回避されたりするプロセスをあらわしている．

47

アグィレラ（Aguilera）はストレスの多い出来事に対して，均衡状態に影響を及ぼす決定要因として出来事の知覚，社会的支持，対処機制をあげており，ムース（Moos）は身体疾病に関連する危機的状況に対して，危機の結果に影響を及ぼす決定要因として，疾病に対する認知的評価，適応課題，コーピングスキルをあげて，危機にいたるプロセスをあらわしている．

表1　各著者による危機モデル

Fink フィンク	衝撃		防御的退行	承認		適応
	強烈な不安, パニック, 無力状態		無関心, 現実逃避, 否認, 抑圧, 願望思考	無感動, 怒り, 抑うつ, 苦悶, 深い悲しみ, 強い不安, 再度混乱		不安減少, 新しい価値観, 自己イメージの確立
Shontz ションツ	最初の衝撃	現実認識	防御的退却	承認		適応
	ショック, 離人傾向	虚脱, 強い不安, パニック, 無力感	否認, 逃避, 願望思考, 激怒, 混乱	抑うつ, 自己失墜感		希望, 安定感, 満足感
Cohn コーン	ショック		回復への期待	悲嘆	防衛	適応
	ショック		否認, 逃避変化に一喜一憂	無力感, 深い悲しみ, 抑うつ	逃避, 退行, 回復・適応への努力	自信, 安息新たな価値大系
Engel エンゲル	ショックと否認			意識化		復元
	麻痺状態		否認, 抑うつ	悲しみ, 不安, 怒り, ひきこもり, 表面的受容		理想化, 適応, 現実的受容

Lamers ラマーズ	抗議		絶望	離脱	回復
	ショック, 混乱	否認，怒り	苦悶, 悲嘆 苦悩, 抑うつ	無関心 無欲 あきら め	
Deeken デーケン	抗議		絶望	離脱	回復
	1. 精神的打 　撃と麻痺 　状態	2. 否認 3. パニック 4. 怒りと不当 　感 5. 敵意とルサ 　ンチマン 　(うらみ) 6. 罪意識 7. 空想(形成, 　幻想)	8. 孤独感と抑 　うつ 9. 精神的混乱 　とアパシー 　(無関心) 10. あきらめ		11. 新しい 　希望 12. 立ち直 　り－新し 　いアイデ 　ンティテ 　ィの誕生
Kübler Ross キューブラ・ ロス	ショック	回復への期待	悲嘆　　防衛		適応
	(ショック)	否認　　怒り,うらみ 　　　　　とりひき　抑うつ			受容

49

② フィンクの危機モデル

　フィンク（Fink, S.L.）は，危機とは，個々人が出来事に対して
もっている通常の対処する能力が，その状況を処理するのには不
十分であるとみなした混乱した状態としている．そして，そのよ
うな出来事の後につづく適応の過程をモデル化して説明してい
る．このモデルは外傷性脊髄損傷により機能障害をもった人の臨
床的研究と喪失に対する人間の心理的反応から展開されたもの
で，危機のプロセスを衝撃，防御的退行，承認，適応の連続する
4つの段階であらわしている．

　フィンクの危機モデルは，危機に陥った段階からその人がたど
るであろう適応へ向かう経過と介入の考え方がわかりやすく示さ
れており，突然の予期せぬ出来事に遭遇して危機に陥った人々の
理解と危機看護介入に有効である．

1●危機のプロセス

　フィンクの危機のプロセスについて，自らのオートバイ事故で
右下肢を切断したAさん（男性，18歳）と母親の事例を含めて
述べる．

1 衝撃の段階	この段階は，最初の心理的ショックの時 期である．迫りくる危険や脅威のために，

自己イメージあるいは自己の存在が脅か
されたときに感じる心理的衝撃である．
強烈なパニック，無力状態を示し，思考
が混乱して計画や判断，理解することが
できなくなる．また，胸苦しさ，頭痛，は
きけなど，急性の身体症状をあらわす．

A さんの場合，事故に遭遇したこと，片
足がなくなったこと，手足が自由になら
ないことで，強烈な不安，パニック，混
乱状態を示し，まとまりのないことをい
って騒ぐ．そしてはきけや息苦しさを訴
える．母親は茫然自失の状態で，蒼白な
顔で立ちつくしている．

② 防御的退行の段階

危機の意味するものに対して，自らを守
る時期である．危険や脅威を感じさせる
状況に直接的，現実的に直面するにはあ
まりに恐ろしく圧倒的なために，無関心
あるいは多幸症の状態を示す．これは変
化に対する抵抗であり，現実逃避，否認，
抑圧，願望思考のような防衛機制を用い
て自己の存在を維持しようとする．した
がって不安は軽減し，急性身体症状も回
復する．

51

Aさんは，"わたしが事故に遭ったなん
て，片足がないなんて，何かの間違いに
ちがいない"と，否認，逃避，抑圧，無
関心を示す．一方，赤紫色のピラピラし
た半パンツをはいてふざけたり，看護師
をからかったり，反抗的な振る舞いをす
る．こうすることで事故以前の自己の存
在を維持している．母親も何かの間違い
にちがいないと否認，逃避，多幸症の状
態を示す．

3 承認の段階

危機の現実に直面する時期である．現実
に直面し，現実を吟味しはじめて，もは
や変化に抵抗できないことをさとり，自
己イメージの喪失を体験する．深い悲し
み，にがい苦しみ，強度な不安を示し，
再度混乱を体験するが，しだいに新しい
現実を知覚し，自己を再調整していく．
もしこの状況が圧倒的すぎると自殺を企
てたりする．

Aさんは"一体どうしてこんなことにな
ってしまったんだ．この先どうなるんだ．
片足のない私になってしまったんだ"と
自己イメージの喪失を体験する．自分を
責め，取り返しのつかないことになって
しまったことを怒り，悲しみ，夜半ふと

んをかみしめてもだえ，泣いている．母親は，息子は自分で事故を起こし，片足を失ってしまったんだという現実に直面し，怒り，深い悲しみ，うらみ，抑うつを示すが，やがて"命が助かってよかった．片足ですんでよかった"と思うようになる．

4 適応の段階

建設的な方法で，積極的に状況に対処する時期である．適応は危機の望ましい成果であり，新しい自己イメージや価値観を築いていく過程である．現在の能力や資源で満足のいく経験がふえ，しだいに不安が減少する．

Ａさんは，リハビリテーション部で似たような仲間が大勢いること，さらに自分より悪い人たちが大勢いることに気づき，義足で補われることに感謝し，リハビリテーションに一生懸命取り組んで社会復帰していく．母親は，片足がなくても息子にかわりはないと息子を受け入れ，息子とともに強く生きていこうと決心する．義足で社会復帰できることに感謝し，自分にできることを熱心に尋ね，息子を叱咤激励したり世話したりする．

これら4つの段階は，危機に対して望ましい適応をするための連続的な局面である．最初の3段階は第4段階目の適応にとって欠くことのできないものであり，全体が適応の過程である．しかし，ときに適応の段階に到達できない場合がある．すなわち，自殺や精神病的抑うつで承認の段階を超えることができない場合，また，幻想や奇跡的な治癒の望みに埋没して防御的退行の段階から抜けだせない場合，あるいは防御的退行の段階と承認の段階をいったりきたりする場合などがある．

2 ● 危機への看護介入

　フィンクの危機モデルにおける看護介入は，マズロー（Maslow）の動機づけ理論（ニード理論）に基づいて，最初の3段階は安全のニードが充足される方向に，最後の適応の段階は成長のニードが充足される方向に行われる．

　安全のニードは，人間の基本的な生存に関するすべてのニードを含み，成長のニードは，独立，達成，関心の発達，知識の追求，創造のような，より高いレベルのニードを含む．

| **1 衝撃の段階** | 自己の存在が直接的に脅威にさらされているので，安全に対するあらゆる手段を講じることが重要である．患者が混乱状態にあること，および身体症状をあらわすことに留意して，あらゆる危険から患者を安全に保護する．また，鋭敏な感受 |

性をもって患者の状態を理解し，あたた
かい誠実な思いやりのある態度で患者の
そばに付き添い，静かにみまもることが
大切である．ときには，鎮静薬や精神安
定薬の投与によって鎮静・安楽をはかる
ことが必要であろう．

２ 防御的退行の段階

危機の意味するものに対し自らを守って
いるので，その本質を考慮して安全志向
の援助を行うことが大切である．防御的
退行の状態や結果として生じる行動は，
不適応のように見えるかもしれないが，
患者にとってその行動は，不安から自己
を守り保護しており，その時点で適応の
目的を果たしているといえる．そうする
ことなくしては，不安に圧倒されてしま
うかもしれないので細心の注意が必要で
ある．
この段階の援助は，患者に脅威の現実に
目を向けさせるような積極的な働きかけ
ではなく，患者をありのままに受け入れ，
あたたかい誠実な思いやりのある態度で
患者のそばに付き添う．そして，いつで
も患者が必要とするときに必要な援助を
与え，患者を支持し，安全を保障するこ

とが大切である．このような援助によって患者は情緒的エネルギーをたくわえ，次の段階に進むことができるようになる．

このように防御的退行の段階の状態は強度の不安を軽減するのに必要かつ望ましいものである．しかし，それが病的に使用されている場合は，それを明らかに見分けることが重要であり，それには広範な知識と経験が必要である．患者の表情，態度，行動に疑問を感じた場合は，すみやかに先輩や同僚の看護師，受け持ち医とよく話し合う必要がある．

③ 承認の段階

積極的な危機への看護の働きかけが重要な時期である．患者は自分のおかれた現実を少しずつ吟味しだすが，その過程は非常に痛々しいものなので，再度安全が脅かされ，防御的退行の段階に逆戻りしたりする．衝撃以来の，望むべくはそれ以前からの患者との信頼関係にたって，適切な情報の提供，誠実な支持と力強い励ましなどのもとに，現実に対する洞察を深めさせることが重要である．つまり，患者が自分の行動の理由や不安の背後に

ある真の原因を究明するように働きか
け，逃避のなかでは真の安全が得られな
いことを，患者自身に気づかせるように
援助することである．患者は援助者によ
る保証や励ましがあるために，苦しみな
がらも成長に向けて動きだす．

4 適応の段階

将来のことを考え，成長に向けて新しい
自己イメージや価値観を築いていく過程
である．働きかけのためには，広範な知
識と技術，さらに人的および物的資源が
必要であり，それらを有効に駆使して忍
耐強く援助することが重要である．患者
に現実的な自己評価を行わせ，現在の能
力や資源を活用して満足が得られる経験
をもたせることによって，成長に対する
動機づけや強化を行い，徐々に成長をう
ながしていく．

3 ● 死別の危機への看護介入

　家族にとって愛する大切な家族の一員を失うかもしれない，あ
るいは失うということは，大きな深い悲しみをともなう危機的な
出来事である

1）死を取り巻く因子

　死別に関連する危機の状況や死の受容は，死を取り巻くさまざまな因子に影響されて，個々人によって異なる．それらの因子として，以下のようなものがあげられる．

　　①死別の対象との関係：夫婦・親子・兄弟姉妹・婚約者・親友など，また依存やきずなど親密の度合いの強さ，対象に対する価値の置き方など．

　　②死のタイプ：予測できる確実な死，偶然で予測できない死，緩徐な死，突然の死など．

　　③死の原因：病気，不治の病，老衰，事故，自殺など．

　　④死の状況：苦痛・苦悩の多い死の状況，悲惨な死，おだやかな死など．

　　⑤死の場所：病院，ホスピス，家庭，屋外など．

　　⑥残される（た）人の特性：年齢，性，地位・役割，性格特性，情緒的成熟度，ストレスに対する通常の反応のしかた，死別の経験など．

　　⑦残される（た）人に役立つ資源：家族や親戚のサポート・援助，その他の重要他者（隣人・友人・医療従事者など）のサポート・援助，経済的援助など．

　　⑧その他：宗教・民族性・文化・法律など．

　愛する人の死を取り巻く因子としてランド（Rand）は，死のタイプ，場所，原因，死への準備の度合いをとりあげ，それらが死別後の悲嘆に影響することを明らかにしている．つまり理想的な死別は，残された人が，死は適切であり，愛する人は親しみのある環境のなかで，可能な最善のケアを受けて亡くなり，死別に

対する準備の時間がもてたと感じられることであるとしている.

2) 死を取り巻く因子の影響

　手術の結果, 予後が 1 〜 2 ヵ月と宣告された働き盛りの夫をも
つ妻の危機の研究によると, これら死を取り巻く因子は, 予期的
悲嘆に影響を及ぼし, 危機のプロセスを大きく 2 通りに分けると
ともに, 死別後の危機の状況にも影響を及ぼしていた.

■ 順調な危機のプロセス

　　予後がほぼ宣告どおり (1 ヵ月半から 2 ヵ月) で, 身内や
医療従事者のサポートがあり, 付き添って身のまわりの世話
ができ, 経済的に保障のあった妻たちは, 危機・予期的悲嘆
のプロセスを順調にたどっていた. つまり, 夫の予後の宣告
でパニック状態になり (危機の衝撃の段階), ついで, そん
なはずがない, 何も考えたくない, 何も聞きたくないなどと
否認・現実逃避・抑うつ・あるいは願望思考など防衛機制を
用いて危機的状況から自らを守っていた (防御的退行の段
階). そしてエネルギーが回復してくると, 激しい悲しみ・
怒り・恨み・後悔・罪責感などを体験し (承認の段階), や
がてしかたがないとあきらめて, 子供の成長や家業の継続な
ど, 夫の望みを自分のなかで実現させるという新しい自己の
イメージや価値観を築き, 夫の世話をよくするなど死別の準
備をして (適応の段階) 夫の死を迎えていた.

　　これらの妻たちは, 死後 3 回の訪問のうち, 初七日の訪問
では, 夫の死について否認や現実逃避・願望思考などをあら

わし，防御的退行と思われる段階を示していた．そして死後
2〜3週間目の供養が一段落した時期の訪問時には，悲嘆や
さみしさ，孤独・怒り・後悔・恨みなどの気持ちをあらわし
（承認の段階），四十九日前後の訪問時には，自分のことや今
後の生活のこと，子供の将来のことなどについて具体的に考
える（適応の段階）ようになっていた．しかし，ときには気
がめいったり，激しい悲しみが押し寄せたり，こころにポッ
カリ穴があいたような感じを味わっていた．

■ 疎外された危機のプロセス

　一方，予後の宣告から死までの期間が短く（2〜3週間），
夫への依存度・親密度が強く，親族や医療従事者からの適切
なサポートが得られず，また夫の世話が十分にできず，経済
的不安（子供が小さい，職がない，財産や生命保険などがな
い，家業をどうしてよいかわからないなど）のあった妻たち
は，危機・予期的悲嘆のプロセスを適応までたどりつけない
まま，夫の死を苦痛のなかで，あるいは大出血のあとなどに
迎えていた．つまり，予後の宣告（前者の妻たちとほぼ同様
の内容）時に混乱が激しく，また否認・逃避・抑うつなど防
御的退行の段階と，激しい悲しみや怒り，敵意・恨み・後
悔・罪責感など承認の段階をいったりきたりするような状況
で，しかも悲惨な状態で夫の死を迎えていた．

　これらの妻たちは，死後3回の訪問時とも，夫の状態に疑
問や心残り・後悔・つらさなどをあらわし，医療従事者に強
い怒り・敵意・不満・恨みなどをもちつづけていた．あるい

は生活の見通しがつかないまま茫然と虚脱状態がつづいた
り，主として夫と同じような症状あるいは不定愁訴など身体
症状を訴え，受診したりしていた．しかしこれらの妻たちは，
研究者が訪問時に存分に話を聞き，また必要時（さびしいと
き，症状のあるときなど）にはいつでも電話をかけるように
促したり，必要な情報を提供したり，有効な資源を活用でき
るように働きかけたりなどしていたことが，危機からの回復
につながり，ゆっくりと，少しずつ立ち直っていった．

3）死別の予告に対する危機看護介入

　死別の予告に対する危機への看護介入は，死別を予期して危機
に陥った家族が，適切に存分に悲嘆作業（グリーフワーク）を行
い，残された日々を愛する家族とともに有意義に過ごせるように
支援することであり，死別後に愛した人らしい死であった，そし
て可能な最善が尽くせたと感じられるようにすることである．そ
れらは危機の段階にそって次のように考えられる

■ 死別の予告前の準備

　　家族や患者との信頼関係を可能なかぎり築いておく．また，
残される家族にとってこころの支えになる人や頼りになる人
など，身近にいる重要な人を確認し，その人の助けを借りる
準備を行っておく．これらの人々の助けは，死別に対する予
期的悲嘆の期間のみならず，とくに死別後，危機を乗り越え，
死を受容するのに重要となる．

■ 衝撃および防御的退行の段階

　愛する大切な家族の一員の死を予告されて混乱している家族の状態を，あるがままに受け入れる．そして家族にとっての重要なサポートを活用しながら，あたたかい，誠意ある態度でそばに付き添い，悲しみを共有する．励ましなどの積極的な働きかけは行わず，必要なときに必要なケアを行いながら，静かにエネルギーの回復を待つ．この段階の誠実な態度による看護介入は，家族との信頼関係を深め，次の段階への援助を行ううえで非常に重要である．

■ 承認の段階

　家族はエネルギーの回復とともに，自分に何ごとが起こったかについて吟味しだす．家族の言葉にじっくり耳をかたむけ，必要な情報提供をすることによって現実吟味をうながす．そして家族が，もはや死別はさけられないという現実に直面して嘆き悲しむのを助け，悔いが残らないように，積極的に家族のニードが満たされるように援助する．具体的には，以下のような内容があげられる．

　①患者の状態について，わかりやすく，詳しく，何回でも家族が納得するまで説明する（医師との連携のもとで）．

　②患者を苦しませないように症状緩和につとめるとともに，患者の安楽に関して最善・誠意を尽くす．

　③家族の話を誠実によく聴き，感情吐露を促す．

　④家族が，患者の身のまわりの世話など患者の役にたつことができるように配慮・指導する．

⑤家族が，他の家族や重要他者からサポート・援助が得られるように働きかける.

⑥医療従事者は，積極的に，誠実に家族をサポートし励まし，保証したり，相談に乗ったりする.

⑦家族が，休養や気分転換などができるように配慮する.

■ 適応の段階

家族がさけられない死別の状況に建設的・積極的に，悔いが残らないように対処するのを助ける. 病名告知のいかんにかかわらず，機会をとらえて，仕事の整理のことや子供の将来のこと，最後の別れなどについて，家族間・夫婦間で十分に対話ができるように配慮する，あるいは橋渡しするなど援助することが重要である. このような対話が十分にできた家族は，こころの準備が整い，死別後も心残りが少なく，悲嘆が少しでも軽く，死の受容が少しでも円滑に進むであろう.

4）死別後の危機看護介入

生前に，予期的悲嘆が適切に十分に行われた家族の場合は，死別後の悲嘆・危機の過程も順調に経過すると考えられる. そこで，このような家族の死別後の悲嘆への援助は，予期的悲嘆にかかわった家族の身近にいる親戚・友人など，家族にとってサポートとなる人にまかせることができるだろう.

しかしながら，予期的悲嘆が適切に，あるいは十分にできなかった家族の場合は，看護師あるいは専門家による死別後の悲嘆・危機への計画的な援助が必要であろう.

具体的には，予期的悲嘆にかかわった看護師，あるいは訪問看護部の看護師が，残された家族の身近なサポートとなる人あるいはボランティアと計画的に連絡をとりながら，家族が必要とするときに，適宜，訪問看護などを行うことが期待される．訪問時，誠実な態度で家族の話に耳をかたむけ，死別後の悲嘆作業が円滑に行われるように，家族の身体的，心理・社会的ニードを充足するように働きかける．そして，病的な悲嘆など異常が疑われるあるいは判断される場合は，すみやかに専門家（カウンセラー・診療内科医・精神科医など）に相談・照会することが重要である．

③ コーンの危機・障害受容モデル

　機能の障害をともなった患者の危機は，疾病や損傷で動けなく
なった場合でも，機器などに依存しなければ生きていけなくなっ
た場合でも，最初は強い衝撃を受けるが，四肢の切断などのよう
な明確な形態の変化・喪失がないので，やがてよくなるにちがい
ないと，回復への期待を抱きやすい．そして，回復の徴候を探し
たり（指先が動いたようだなど），あるいは状況をためしたり
（機器をはずしてみたり，薬の服用をやめてみたりなど）して一
喜一憂しながら，やがて回復への望みのないことに気づかされ，
深い悲しみ，絶望などをともなう強い衝撃におそわれる．このよ
うな障害をともなった患者の危機の適応のプロセスは，最初に急
激な衝撃を受けて急速にたどるショック性の危機のプロセスとは
異なり，ゆるやかに，長い時間をかけて障害を受け入れていく障
害受容のプロセスともいわれるものである．

　障害の受容とは，患者自身が障害あるいは機器などとの共存を
強いられる疾病・損傷の存在を認め，自己の能力の限界を現実的
に認識し，なおかつ積極的に生きぬく態度をもつことである．障
害の受容にいたるプロセスは，痛々しく，長い経過の中で紆余曲
折が見られるが，全体的に見た場合，危機を乗り越え，障害を受
け入れていこうとする一定の方向性が認められる．コーン（Cohn,
N.）はそのプロセスを5段階に分けてモデル化している．

1 ● 危機・障害受容のプロセス

1 ショックの段階

障害をともなった直後に，何かとんでもないことが自分に起こったと，衝撃を受ける．しかし，明らかな形態の欠損などがないため，障害の重大さについてまったく自覚がなく，一般的疾病と同じように，医師に頼ってある時期が過ぎればもとのようになるだろうと漠然と思っている．したがって，自分に起きた事態に対する不安はそれほど強くない．

2 回復への期待の段階

障害をともなったことを認めるもっとも初期の段階である．しかし，まだその障害が永続するものとは考えられず，回復への期待が強い．したがってわずかな回復の徴候も逃さず過大評価して一喜一憂したり，機器をはずしてみたりなどして期待と現実の間で否認逃避，また不安や焦燥を経験する．この時期の患者の期待は，なお完治することなので，回復への望みを捨てきれず，障害とともに生き抜こうという意欲は湧いてこない．

3 悲嘆の段階

障害をともなったことは，否定しようのない事実として患者の前に立ちはだかり，その重大さを認めざるを得なくなる．人生設計・希望がことごとく阻害され，衝撃を受け，混乱をきたす．また無力感，深い悲しみなどにおそわれ，無気力，自棄的傾向などが強まる．

4 防衛／回復への努力の段階

悲嘆に明け暮れるなかで，障害の重大さに圧倒され，ときに抑うつ，逃避，退行など心理的防衛反応を起こすが，自分をだめにしているのは，障害をともなったことよりも，自分自身の強さや意欲のなさであることに気づきはじめる．自分の前に立ちはだかっていた障害の存在の一角が崩れ，光がさしこんでくる．そして，障害は存在するが，希望や努力のすべてをはばむものではなく，克服していけるものであると自覚できるようになり，回復・適応への努力が行われだす．しかし，この時期は障害の重大さ，永続性を自覚するときでもあるので，ときにそれらに圧倒されて，再び心理的防衛反応を起こし

やすく，まさに回復・適応への努力の
痛々しい時期である．

⑤ 適応の段階

最終的に，障害をともなったことは自
分の進路を大きくはばむものではな
く，障害は障害をともなった者の特性
のうちの一つにすぎないものとして受
け入れることができるようになる．他
者との比較において障害を考えるので
はなく，新たに獲得した固有の価値観
によって判断し，行動するようになる．
そして，他者と同等の立場で自信をも
って交流できるようになる．これらが
なしとげられたとき，障害の受容が完
成したといわれる．

2 ● 危機・障害受容への看護介入

　障害受容への看護介入は，障害の受容にいたる痛々しい過程と
そこで示される心理的反応を理解した障害受容のプロセスに応じ
た心理的支援・援助を行うことが重要である．また，同時に，障害
をともなった患者の特性や障害受容に影響を及ぼす要因（**表2**）
を考慮した適切な身体的援助，物理的援助，社会・経済的援助を
行うことが，障害受容のプロセスを円滑に進めるうえで非常に重
要である．

表2　障害受容に影響する要因

要因		プラス	マイナス
障害に関する要因	原因	・自己の過失によるもの ・疾病や疾病の後遺症によるもの	・他人の故意または過失によるもの ・就労中環境などの原因によるもの
	種類程度	・内部障害 ・自助具などの改善により日常生活動作の自立が可能な障害	・機器との共存を強いられる障害 ・可視的な障害 ・常に介護を必要とする障害
	経過	・障害が固定している状態	・障害がよくなったり悪くなったり変化のある状態 ・障害の要因である疾病の再発や悪化のおそれのある状態
個人的特性	パーソナリティ	・自我が適度に強い ・情緒的に成熟している ・忍耐強い ・自立心旺盛	・過度の身体的関心をもっている ・物事にこだわる傾向が強い ・情緒的に未熟である ・過度に依存的である ・常にいらいらしていて余裕がない ・疲れをすぐに訴えたり，強迫的な傾向が強い
	知的能力	・障害についての的確な知識をもっている ・自己洞察や現状認知の能力がある	・障害についての理解が不可能または困難 ・自己洞察や現状認知の能力が欠如している
社会的要因	社会生活	・定職あり ・家族のなかで役割を果たしていた ・地域との交流あり ・友人が多い	・定職なく公的扶養などに頼っていた ・家族に依存した生活を送っていた ・地域との交流なし ・友人がほとんどいない
	家族の態度	・障害に対する適切な理解をもっている ・早く復帰して家族のために役割を果たしてくれることを期待している	・障害に対する理解が乏しく過保護になっている ・復帰することをあきらめて家族の役割を構築し直し，患者に何も期待しくいない

障害の受容は，障害をともなった患者が自らの障害の存在を認め，自己の能力の限界を現実的に認識し，なおかつ積極的に生きぬく態度をもつことである．障害の受容は回復の限界点において，その人に適した生活手段を見つけ，また生きがいを見出すうえで大切である．

1 ショックの段階 および 回復への期待の段階	障害をともなった直後と回復の兆しに，あるいは兆しを求めて一喜一憂しているこれらの時期は，そばに付き添い，共感し，あたたかい誠実な思いやりのある態度でそっとみまもること，また，耳をかたむけ，患者の訴えなどをよく聴き，感情吐露をうながすことなどが大切である．
2 悲嘆の段階	現実が認識され落胆し，混乱し，苦悩するこの時期には，存分に嘆き，悲しませること（grief work：悲嘆作業）が大切な援助である．この時期に十分に悲しんだ人はこのあとのプロセスが少しでも円滑に進むといわれている．
3 防衛／回復への努力の段階	悲嘆にくれるなかで，ときに抑うつ，退行などを示しながらも，しだいにあきらめ，障害とともに生きていく努力

をはじめるこの時期は，ときにあたたかくそっとみまもり，ときに現実認識を確実にし，励ましたり，支えたり，保証したり，また情報提供や指導などすることによって，積極的に障害の受容に向かえるよう援助する．

4 適応の段階

障害に適応すること，つまり障害を受容することは，障害をともなう前にもっていた価値の変換がなしとげられたときに完成するといわれている．そして，それは障害をともなったことが人間としての価値を損なうものではないということを，知的にだけでなく感情としてうけとめられるようになることである．

適応の段階の看護介入は，価値の変換がなしとげられるように心理的支援を行うとともに，家庭や社会での生活に安心や自信を与えることが大切である．そのために，生活の質（Quality of Life ; QOL）を高めるための社会資源の活用や，役割の修正・獲得への援助を行うことなどによって，新しい生活に踏み出せるようにすることが重要である．

価値の変換は以下の4つの側面があげられる.

❶**価値の範囲の拡大**：自分が失ったと思っている価値のほか
に，多くの異なった価値のあることに気づく．

❷**障害の及ぼす影響の限界**：障害をともなっていても，自分の
人間性を損なうようなものではないと思えるようになる．

❸**身体の外観を従属的なものとする**：外観よりも，内面的なも
のに価値をおくようになる．

❹**比較価値から資源価値への転換**：他人や一般的な標準と比較
するのではなく，自分自身の特性や資質自体に価値をおくよ
うになる．

④ アグィレラの危機問題解決モデル

　人はたえず情緒的に均衡を保つために，さまざまな問題を解決する必要に迫られている．人が直面する問題の大きさと，その問題を解決する能力のバランスがくずれると，危機が促進される．アグィレラ（Aguilera, D.C.）は，このような危機にいたる過程に焦点をあて，危機への問題解決アプローチをモデル化している．ストレスの多い出来事に遭遇した人が，危機を回避するか，危機に陥るかは出来事の知覚，社会的支援，対処機制など問題解決を決定づける要因によって左右されるとしている．

1●危機にいたるプロセス

　アグィレラは人がストレスの多い出来事に遭遇すると，最初の反応として不均衡状態をあらわし，ついで均衡回復に対する切実なニードをあらわすとしている．そして均衡をとり戻し危機を回避するか，不均衡が持続あるいは増大して危機に陥るかは，問題解決決定要因の適切さや充足状態によって決定づけられることを示している（**図 1**）.

　問題解決決定要因としては，ストレスの多い出来事に対するその人の知覚とその人が活用できる社会的支持，およびその人のもてる対処機制をあげている．

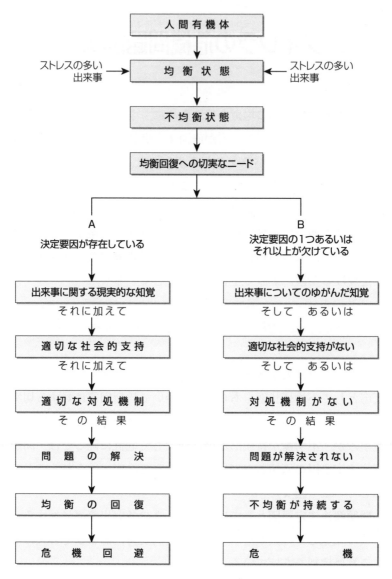

図1　ストレスの多い出来事における問題解決決定要因の影響

1）出来事の知覚

　ストレスの多い出来事を知覚することである．知覚には現実的なものと非現実的なものがあり，出来事について適切な知覚が働くと，出来事は正しく，現実的に知覚される．現実的知覚はストレス源を認識させ，問題の解決を促進させる．出来事についてゆがんだ知覚が働くと，出来事はゆがめられて非現実的に知覚される．出来事がゆがんで知覚されている場合，ストレス源を認識するにはいたらず，問題は解決されない．

2）社会的支持

　問題解決をしていくために頼ることができ，しかも身近にいてすぐ利用できるような人々を意味している．適切な社会的支持は，ストレスに耐え，問題解決を行う能力を大いに高める．

3）対処機制

　ストレスを緩和するためによく用いられる方策である．人は日々の生活の中で，不安に対処したり，情緒的緊張をやわらげる方法を身につけてきている．強いストレス状況で，情緒的安定を維持するためには，活用できる対処機制が多いほど効果的である．そして，対処機制の有効性と適切性は，ストレスを緩和する能力に影響を与える．

図1のA欄においては**問題解決決定要因**が働いており，危機は回避される．しかしB欄においては，これらの要因が1つ，あるいはそれ以上欠けていることが問題解決を妨げ，ひいては不均衡を増大させ危機が促進される．

2 ● 問題解決的危機看護介入

問題解決的危機へのアプローチは，個人的特性と危機状況のアセスメント，危機介入の計画，看護介入，および介入の評価と予期計画が含まれる．

1) アセスメント

危機を促進している出来事は何か，不均衡状態に影響を与えている個人的特性は何かなど詳細にアセスメントする．またどのような要因が問題を解決する能力に影響を与えているか，つまり，問題解決決定要因である出来事に対するその人の知覚は適切か，その問題に関連した過去の経験はどうか，活用できる社会的支持はどのようなものか，またその人のもてる対処機制はどうか（**図2**，p79参照）などを明らかにすることを通して問題を明確にする．

2) 介入計画

アセスメントにそって，問題解決決定要因に焦点をあてて介入の計画を立てる．ストレスの多い出来事がその人の感情や生活をどれほど妨げているかを確かめ優先順位を決める．

3）看護介入

　緊急性の高いものを考慮しながら，ストレスの多い出来事について知的理解をもつように援助したり，自分の感情を探求したり，吐露したりするのを助ける．また，その人が新しい，あるいはより多くの対処機制を見出せるように援助したり，社会的支持として適切な人たちを活用できるよう支援・援助する．

4）評価・予期計画

　計画された活動が予期した結果を生み出したかどうか評価する．評価にもとづいて患者と援助者が予期した解決に向かって努力するかぎり，問題解決過程はつづけられる．

5 ムースの疾病関連危機モデル

　人は重大な身体疾病におかされると，通常，入院に直面し家族や友人と離れ，非日常的な環境のなかで，疼痛・苦痛に悩まされ，永久的な外観や身体機能の変化，また大切な役割の喪失，死の可能性を含む不確かな未来や希望の喪失などに打ちのめされる．しかも，ようやく得られた均衡状態も，予期しない状況でいつ・どんな瞬間に砕かれるかもしれないという状態にある．このような患者とその家族の危機は，患者や家族に一時的あるいは永久的にもたらされる変化に対する不安・恐怖の高まり，あるいは長期に及び何かが起こるかもしれないという不確かさに対する焦燥・脅威などによって引き起こされるといえる．ムース（Moos, R.H.）は，身体疾病に関連する危機について，認知的評価，適応課題，コーピングスキルと，それらに影響を及ぼす3つの要因からなる枠組みを示している．

1 ● 危機にいたるプロセス

　ムースは重大な疾病におかされると，人はその人にとっての疾病の重大性をどのように認知的に評価するか（うけとめるか）を通して，基本的な適応課題が明確になり，それらを克服するためにさまざまなコーピングスキル（対処技能）が用いられることを示している．また，個々人の認知的評価や関係する適応課題，お

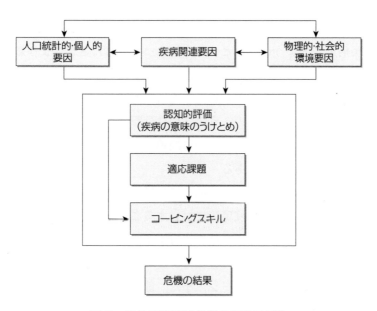

図2　身体疾病関連危機の概念モデル

よびコーピングスキルの選択と効果には，3つの要因，つまり人口統計的・個人的特性，疾病に関連する側面，および物理的・社会的環境の特徴，が共同して影響を及ぼし，危機の結果を決定づけることをあらわしている（**図2**）．

1）認知的評価

　疾病に関連した危機は，疾病の意味・重大さをどのようにうけとめるかによって左右される．このうけとめには個人的要因，疾病関連要因および環境要因が影響する．

79

2）適応課題

疾病をどのようにうけとめるかによって，またさまざまな影響要因によって，達成しなければならない適応課題が明らかになる．疾病に関連した危機を乗り越えるために対応しなければならない主要な適応課題は以下のように7つに分類される．これらの課題の最初の3つは，主として疾病に関連したものであり，他の4つはより一般的なものである．

①痛みや他の症状，能力の低下に対処すること
②特別な治療法や病院環境に対処すること
③医療者と適切な関係を築き維持すること
④適切な感情のバランスを保持すること
⑤満足のゆく自己イメージ，また，能力やコントロール感覚を維持すること
⑥家族や友人との関係を維持すること
⑦不確かな将来のために準備すること

3）コーピングスキル

適応課題に対処するために，さまざまなコーピングスキルが用いられる．これらは単独であるいは連続して，またはさまざまに組み合わされて使われる．コーピングスキルはそれらの主要な焦点にしたがって3つに分類される．

❶評価志向型コーピング：危機の意味するものを理解したり，見出したりする．
❷問題志向型コーピング：危機のもたらす結果に対処したり，

より満足する状況を作り出そうとすることによって，危機の現実に直面しようと努めたりする．

❸**感情志向型コーピング**：危機によって生じる感情を処理したり，感情の平衡を維持しようと努めたりする．

これらの分類にそって3つずつ主なコーピングスキルがあげられている．

❶**評価志向型コーピング**

・論理的分析と精神的準備

　圧倒的にみえる問題を，小さな処理可能な，耐えやすいものに分解して，過去の経験を生かしたり，予期的悲嘆などを行うことによって心の準備をする．

・認知的再定義

　状況の基本的な現実を，価値や優先順位を変化させることなどによって，何らかの好ましいものに再構成・定義し，受け入れやすくする．

・認知的回避と否認

　他の物事に注意を向けることによって，危機の深刻さを小さくしたり，避けたり，否定したりする．

❷**問題志向型コーピング**

・情報や支援の探索

　物事を理解したり，選択したり，解決するために情報を収集したり，支援を求めたりする．

・問題解決行動

　状況を直接処理するために具体的な行動をとる．

81

・代用報償の明確化

　　活動を変えたり，新しい満足できるものをつくり出した
　　りするなどして，永久的な喪失にとってかわるものを試
　　みる.

❸**感情志向型コーピング**

・感情調整

　　苦痛な状況に対処するために感情を制御したり希望をも
　　ちつづけたりする.

・感情表出

　　怒りや失望の感情を明らかにあらわしたり，泣いたり叫
　　んだりする.

・断念した受け入れ

　　状況を受け入れるために，すべては変わるはずがないと
　　決めたり，状況と妥協したり，あるがままに受け入れた
　　り，定められた運命だと従ったりする.

4) 一般的な影響要因

　重大な疾病のような人生の危機に直面したとき，人はそれぞれ
異なる反応を示す. これらの反応を決定づける要因，つまり，疾
病のうけとめや課題の認識，それらに対処するコーピングスキル
の選択に影響を及ぼす要因は3つのカテゴリーに分類されている.

5) 危機の結果

　危機の結末は，危機に陥るか，危機が回避されるか，あるいは
不安定な状態を呈する.

82

人口統計的・個人的要因	年齢，性別，認知的・感情的成熟性，自我の強さ，哲学的・宗教的信念，以前の疾病などへの対処経験など．
疾病関連要因	症状のタイプ（痛み，変形，不能など）・持続，疾病の部位（心臓，呼吸器，生殖器など），疾病の進行状況など．
物理的・社会的環境要因	特殊な病院環境（光，音，空間，機器など）人的環境（医療従事者，家族，近親者，友人など），仕事，社会資源など．

2● 問題解決的危機看護介入

　ムースの疾病関連危機の看護介入は問題解決的危機へのアプローチがとられる．まず，アセスメントを疾病関連要因を中心に，一般的な影響要因について，患者の認知的評価，適応課題，コーピングスキル（**図2**）をみきわめる観点から綿密に行う．そして，患者の適応課題の達成・克服に焦点をあてて看護介入を行うことが重要である．

1）認知的評価

　人は疾病の意味・重大さをどうとらえるかによってさまざまに反応し，またそれらの反応の強さ，持続なども異なってくる．これらの反応についてよく理解し，綿密にアセスメントを行う．そして反応そのものに対する働きかけとともに，認知的評価の再評価をうながすような適応課題への影響を考慮した看護介入を行う．

2) 適応課題

　それぞれの患者が直面する適応課題をみきわめ，それらに対して現実的な，ときを得た適切な方法で対処し，課題を達成・克服するよう援助する．課題の達成・克服を支援・援助する方法としては，情報の提供，誤った考えの矯正，症状の緩和，緩和する方法の指導などがある．また，患者と医療者や家族との関係の調整・仲介，予期的悲嘆・予期的指導や心理的支援，価値やライフスタイルの変容の支援・促進，適切なコーピングスキルの活用・指導などがある．

3) コーピングスキル

　患者とよく話し合い，コーピングスキルを促進あるいは阻害する要因をみきわめ，激励したり，情報を提供したり指導・調整・排除したりなどして，適切にコーピングスキルが用いられるよう援助する．

⑥ 家族危機モデル

　家族危機とは，家族が圧倒されるような喪失あるいは出来事に
であった場合，パニックに陥り，家族システムが働かなくなり，
家族のもつ能力を失ってしまう状況である．つまり，家族の基盤
が継続できず，家族内の慣習的な役割や仕事が実行されず，家族
の相互理解や思いやり，コミュニケーションやリーダーシップの
機能が低下し，家族メンバーが適切な状態で機能できなくなる状
況をいう．

　家族危機を引き起こす要因としては，家族メンバー各人あるい
は家族全員にとって大切な人や物の喪失や喪失のおそれ，またそ
れらにつながる出来事があげられる．危機を引き起こすような喪
失や出来事は，家族メンバーの個人にとってのみ重大なものであ
っても，家族全体に影響を及ぼす場合が多い．しかし，個人的な
場合，その喪失や出来事の認知の仕方や度合い，個人の資源など
が他の家族メンバーとは多少異なるため，家族全体が危機に陥り
機能しなくなることはさけられることが多い．一方，その喪失あ
るいは出来事が，家族全体にとって重大である場合，家族全体が
パニックに陥り麻痺状態になりやすい．

　家族の危機について最初にあらわしたのは，ヒル（Hill, R.）の
「ストレス下における家族―戦時離別と再統合の研究」である．
これは第二次世界大戦の出征兵士の留守家族の困難と，復員によ
る家族再適応の問題の研究であるが，その際，それまでの困難な

状況下での家族の適応についての先駆的業績を組織的に整理し，それらをふまえて家族ストレス論を提示した．ヒルの家族ストレス論は，危機状況の発生を構造的に把握する ABC-X モデル（ABC-X 公式ともよばれる）と家族の適応過程を示すジェットコースター・モデルであらわしている．

　ここでは，ヒルの研究を継承したマッカバン（McCubbin, H.I.）の二重 ABC-X モデルについて述べる．

1 ● 二重 ABC-X モデル

　マッカバンは，ヒルの研究を継承し，ABC-X モデルを発展させて，二重 ABC-X モデルを提示した．このモデルは，時間の流れを横軸にとり，前危機段階と後危機段階に分けている．そして，前危機段階は，ヒルの ABC-X モデルを継承して，危機状況の発生を構造的に示し，後危機段階は，家族が前危機段階と類似的な 3 要因に対処しながら適応（良好適応／不適応）していく過程をあらわしている（**図 3**）．つまり，このモデルでは，ストレス源に遭遇した家族には時間の経過のなかで，前危機段階と後危機段階という 2 つの局面が展開されることを示している．

1）前危機段階（図 3 の左側）
　家族にとって重大なストレス源（a）となる喪失・出来事あるいはそれがもたらす困難が生じたとき，そのストレス源を処理するために活用できる家族の現存する資源（b）と，そのストレス源をどのように認知（c）するかという 3 つの要因の相互作用の

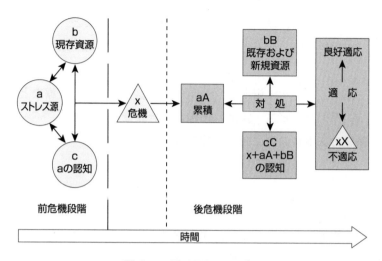

図3　二重 ABC-X モデル

（McCubbin HI, Patterson JM : Systematic Assessment of Family Stress, Resources, and Coping, p9,University of Minnesota, 1981. より）

結果，危機（x）がもたらされるか，回避される．

　家族にとってのストレス源（a）としては；

　　・家族メンバーの病気，事故，自殺，別離，死別

　　・倒産，破産，犯罪

　　・自然災害，火災，戦争

　　・家族サイクルの出来事，などがあげられる．

　家族のもっている資源（b）としては；

　　①個人的資源：体力，気力，知識，技能，時間的ゆとり，情
　　　緒的安定，過去の経験，自立の能力，認知能力，信念・価
　　　値など

　　②家族資源：家族内の人間関係，協力体制，コミュニケーシ

ョン能力，リーダーシップ能力，管理能力など，また家族の統合性，凝集性，柔軟性，組織性，道徳的・宗教的価値など

③コミュニティ資源：ソーシャルネットワーク，医療など専門的サービス・援助，情報，社会政策などがある．

家族のストレス源に対する認知（c）は，

・ストレス源のうけとめ，意味づけなど

である．

以上のように，ストレス源・出来事の種類や強度，また資源の種類や程度，ストレス源に対する認知の仕方などによって，同じストレス源に遭遇した家族でも，危機に陥る場合と回避される場合があり，また危機に陥ったとしても危機の程度に違いが生じてくる．

2）後危機段階（図3の右側）

危機状況にある家族は，ほとんどの場合，時間経過の中でストレス源の累積を経験し，それらに対する対応を迫られることが多い．ストレス源の累積（aA）には，当初のストレス源（a）に，少なくとも次の3つのタイプのストレス源（A）がかかわる．すなわち，①当初の出来事自体に内在する困難性が時間経過の中で加重されてくる事態，②当初の出来事の上に，これとは別の出来事や家族サイクル的変化が重なるように発生する事態，③家族の危機への対処行動それ自体がストレス源として加重される事態，などである．

家族の資源（bB）はストレス源の累積に対する対処の過程で

既存の資源（b）に追加的な要請にこたえるために強化された，あるいは開発された新規資源（B）を動員して活用する.

　家族の認知（cC）は，危機をもたらしたもっとも重大なストレス源（a）と追加的なストレス源（A）に対する認知，また，新旧の資源（bB）の認知や危機（x）の評価・再定義などすべて（x, aA, bB）に対する認知・意味づけをさす. この状況の危機の再定義の過程は，家族メンバー間で矛盾するかもしれないメンバー個々人の認知を統合する努力が含まれている.

　家族の対処は，危機状況にある家族による家族機能の回復を目指して行われるストレス源，資源，認知に対する行動・努力の相互作用である. つまり，家族の対処はストレス源を除去し，状況の困難性を処理し，家族内部の紛争や緊張の解決を図る行動・努力，ストレス源や資源に対する受けとめ・意味づけを明確にしようとする努力，また家族適応を促進するのに必要な社会的・心理的・物的資源を獲得したり開発するような家族メンバー個人としての，また家族全体としての行動的反応をさす. このような家族対処の見方は，家族内部の資源（リーダーシップ機能，役割の分担，家族集団の団結など）やコミュニティ資源（問題解決のための情報，専門的援助など）の双方を強化し，開発し，引き出すような家族の行動や努力を重視している.

　家族の適応は，家族メンバー個々人対家族，家族対コミュニティの双方のレベルでの機能のバランスをとろうとする家族のさまざまな努力を反映する一連の結果である. 適応は幅をもった連続体とみられ，プラスの極を適応良好，マイナスの極を不適応であらわされる. 適応良好は，①家族の統合性が維持または強化され

る，②家族メンバーの発達と家族全体としての発達が持続的に推進される，③家族の自立性と環境の影響をコントロールできるという感覚がある，などである．そして，不適応（xX）は，適応良好の①～③がみられず家族機能の低下あるいは崩壊を意味している．

2 ● 家族危機への看護介入

医療の場における家族危機への働きかけの重要性は，患者の危機を少しでも軽くあるいは速く経過させ，あるいは回避させ，治療・療養に専念させるうえで，家族の安定，結集したサポートや働きかけが非常に大切だからである．

家族への危機介入（**図3**）は，

①家族危機のアセスメントを綿密に行う．

ストレス源・出来事やそれに対する認知，家族のもっている資源，危機のレベルを適確にアセスメントする．また，時間の経過で累積したストレス源，適応に向けての資源の有無，それらに対する認知，また対処行動との相互作用の状況を綿密にアセスメントする．

②家族のストレス源・出来事に対する認知（うけとめ，意味づけ）を前向きに修正できるようにする．そのために必要な知識・情報を提供したり，傾聴，共感，情緒的サポートなどを行う．

③適応に向けて家族のもてる力や資源を強化したり，引き出したり，また，情報提供や指導などによって新たな資源を獲得

したり，開発できるようにする．
④家族の対処能力が適確に，十分に発揮できるように方向づけ
　たり，促進したり，また，新たな対処技能を工夫したり，活
　用できるように援助する．

参考文献

1）Aguilera DC: Crisis Intervention (7th ed.) Mosby Co., 1994.
2）Chon N: Understanding the process of adjustment to disability. J Reha 27: 16-18, 1961.
3）Fink SL: Crisis and motivation, A theoretical model. Case Western Reserve Univ., Cleveland, Ohio, 1973.
4）石原邦雄：改訂版　家族のストレスとサポート．財団法人放送大学教育振興会，2008 年 3 月．
5）Kübler RE 著，川口正吉訳：死ぬ瞬間—死にゆく人々との対話．読売新聞社，1971.
6）小島操子：死の受容への援助．柏木哲夫・藤腹明子編集：ターミナルケア．医学書院，2001.
7）小島操子：喪失と悲嘆—危機のプロセスと看護の働きかけ．看護学雑誌 50(10): 1107-1113, 1986.
8）占牧節子：障害受容の過程と援助法．理学療法と作業療法 11(10): 721-726, 1977.
9）Moos RH: The Crisis of Physical Illness: Coping with Physical Illness, Ed. Moos, Plenum Pub, Co., 1986.
10）Parad HJ. Crisis Intervention. Selected Readings. Family Service Association of America, 1973.
11）Phipps 他著，高橋シュン監修：死および死の過程，前掲書．
12）佐藤能史：障害受容のプロセスと援助の方法．臨床看護 6(12): 2013-2020, 1980.

V章

危機状況にある患者の危機の分析と看護介入

フィンク

初発診断時に深刻な病状と
予後告知を受けた I さんの危機

■患　者：I さん　女性
■年　齢：50 代
■診断名：大腸がん（Stage Ⅳ）多臓器転移，がん性リンパ管症，
　　　　　腫瘍性 DIC

1. 患者の背景と経過

1● 患者の背景

　I さんは 3 人の子ども（大学 1 年生，高校 1 年生，中学 1 年生）を持つ母親である．夫は 1 年前から単身赴任で海外に住んでいる．I さんは，パート勤務をしながら，受験期にある子ども達の養育に日々追われていた．今春には子ども達の進学を機に，夫の両親が住む市内に，県外から引っ越してきたところであった．4 月から大学生になった長男は都内で一人暮らしを始め，下の子ども 2 人と新しい土地で新生活を送っていた．

　I さんの父親はすでに他界し，母親は I さんが元々住んでいた市内に住んでいる．I さんは 3 人兄弟で，兄を 2 年前にがんで亡くし，妹家族は母親と同居している．

　Ⅰさんは，優しく子ども思いであり，とても温和な人柄である．
夫は，仕事熱心でとても生真面目であり，家族関係は至って良好
である．

2● 入院までの経過

　引越しを終えた4月末から気分不良や咳嗽が出現した．5月初
旬に近医のクリニックを受診し，逆流性食道炎を疑われ経過を見
ていた．その後，息切れや疲れもみられるようになり，更年期と
思いながら過ごしていたが，症状の改善がみられなかった．呼吸
困難感出現により家の中の移動も大変となり，5月中旬には再度
クリニック受診．採血にて貧血所見を指摘され，総合病院の救急
科へ搬送される．造影CTにて大腸がんを疑う腫瘍，肺・肝臓へ
の転移の疑い，および進行期の病勢を疑う症状があり，そのまま
緊急入院となった．

3● 入院から退院までの経過

　入院翌日，医師からⅠさんと夫に病状が告げられ「上行結腸の
進行大腸がんの可能性が高く，病勢としては末期の状態（ステー
ジⅣ）」「あくまで一般的ではあるが予後は年単位は望めず，早け
れば週単位の可能性もある」「腫瘍による血栓症や出血・穿孔が
あればより短期的になることもある」「今後の治療は手術と化学
療法があるが，凝固機能のバランスが崩れており，どちらもリス
クが高くて行えない可能性がある」とのことであった．

Iさんと夫は，表情をこわばらせ，茫然となりながら「まさか，そんなに悪いとは……」と言葉を失った．そして，「最期は子ども達とできるだけ過ごしたい」と必死に言葉を絞り出していた．次の日，入院準備のため数時間外出した．Iさんは「外出したら疲れちゃいました」と，帰院後はうつむいたまま，平然と何事もなかったようにベッドに横になった．その後も腫瘍出血と思われる下血が断続的に繰り返されたため，トイレの際はナースを呼ぶように伝えるが，自らコールをすることは少なくポータブルトイレに排泄し，看護師が訪室の際に「みなさんに申し訳ないです」と片づけをお願いした．

　入院1週間が過ぎても，「長く座っているとふわーっと来る．痛みの場所はその時々で変わります」「大丈夫です」と，自分の身体のことしか言わず，こちらからの問いかけにも上の空であまり実感がわかない様子で過ごしていた．治療方針としては，腫瘍出血やDICが疑われる不安定な全身状態では手術はできず，予定していた化学療法も見合わせる状況であった．そこで改めて，Iさんと夫に今の病状と今後急変も十分ありえるリスクの高い化学療法になるが，治療の希望について意向を確認した．Iさんは「何もせず終わるよりはできることをやりたいです」「昨日，子ども達に病気のこと，転移のことを話したら泣いちゃいました．息子もいろいろ携帯で調べているみたいで．色々考えちゃいますけど，今は薬を頑張るしかない」と，治療に対しての思いを涙しながら話した．そして，話し合いの末，心肺停止時にはDNARの方針に合意の上，化学療法が施行された．

　入院から2週間経過．FOLFOXによる化学療法が施行されたが，

継続する下血など輸血対応が必要であった．Iさんは，医療者に対して気丈に振る舞う反面，時折，涙する姿もみられた．その頃，緩和ケアチーム（以下PCTとする）の介入を開始した．

　PCT初回訪室時，Iさんは「今までは子ども中心の生活でゆっくりする時間もなかったのに，急に時間ができてしまった感じで，いろいろ考えてしまいます．子ども達の気持ちを揺り動かしてしまうことになるなら，あまり会わない方がいいのかな，このまま死んでしまった方がいいのかな」「県外からこちらに4月に引っ越してきたところなんです．下のこども2人が入学するタイミングで夫の実家の近くに住もうということになって」「息子は16年間も僕たちの世話をしてきたんだから，1年ぐらい入院して休んでもいいよって」「下の子は私が入院して2日間泣き通しだったみたい．海外から夫も戻ってきてくれて今は休みを取ってくれています」と，途中何度も涙をこぼしながら胸中を吐露した．少し話をしては咳き込みを繰り返し，がん性リンパ管症と思われる咳がみられた．咳嗽に対してはコデイン酸塩錠が処方された．また，翌日のPCTの看護師には「実は，2年前にがんで兄が亡くなり，その後も母はずっと悲しんでいて．だから，今回の私のことは言えなくて．妹にも母に伝わるのが心配なので言ってません」「義理の両親はとても良い人たちで，私に何かあってもしっかり子どもをみるからって言ってくれて安心しています」と，ご自身の家族のことについて話した．そこで後日，別室にて夫に「急なことで大変ですね」と看護師が声をかけると，夫は「はい，まあ．これが現実なので仕方ないです．自分は大丈夫です」と硬い表情で言葉少なに答えた．看護師から「Iさんのご家族に病状を伝えて

いないと聞きました」と伝えると，「本人と話し合って母や妹には まだ言わないでほしいと言われたので．確かに義母も高齢で結構身体も大変ですし」と，口数少なく悩ましそうに話した．

入院3週間が過ぎたころには，化学療法の反応も少しみられ，明らかな出血兆候はみられなくなった．状態に合わせながら少しずつ流動食開始となり，腹痛などの腹部症状も特になく，咳嗽に対してはモルヒネを内服し，落ち着いて過ごすことができていた．長男の面会後にはⅠさんから「上の息子に会ったとき，もしかしてこれが生きて会えるのが最後かもしれないって思ったりしたんですよね．それでいろいろ話ができて，いつもみたいに家族みんなで話をしているような感じで，その時間がとってもありがたくて」と，涙をティッシュで拭いながら笑顔も見られた．リハビリが始まると「（作業療法士から）普段自分がやってて楽しいと思うことを，ここでもできればって言われて．そう思ったら私，普段何をしていたんだろう」「小説が好きだけど，中々頭に入ってこなくて，最近は読めてないですね」と，日々の過ごし方を模索していた．そして，「夫の両親が来てくれました．私が来てほしいってお願いして来てもらったんですけどね．どうしてもお礼が言いたくて．こんな風になってしまって本当に申し訳ないですって．子ども達のことを見るのも大変だと思うんですよね」「夫の方がむしろ心配．色々抱えちゃっていると思う」と話した．

主治医からは，DICも脱し，輸血が不要となれば，一旦退院も視野に入ること，今後は自宅退院を目標とし，そのために在宅環境の調整を行っていきましょう，と説明される．Ⅰさんは「まさか家に帰れる可能性があるなんて考えてもなかったです」「うれ

しい反面，どうしたらいいか．まだベッドの上で動けないしどう
しましょう」と，戸惑っていた．その後も血小板が回復し，少し
ずつリハビリも進み離床できてきた．「今日は先生にデータがよ
かったといわれて．それがうれしくて．それだけでよくなった気
になってしまいました」「今日は次男の誕生日で．私，この日ま
で生きられることが，プチ目標だったから．こうやって達成でき
てうれしい」と話した．

　4週間経過し2回目のFOLFOX施行．特に痛みの増悪もなく，
尿管も抜けてIさんはポータブルトイレを使用できるようになっ
ていた．「一段トーンが上がって気持ちが明るくなった気がしま
す．本を読む元気も出てきました」と，リハビリでは車椅子へ乗
車し散歩できる程度に回復した．また，「妹には今までのことと
私が末期がんで入院していることを伝えたんです．でも，母には
口止めしてもらった．やっぱり高齢だし心配かけちゃうから」と
話した．

　入院約1か月後の治療評価のCTでは肝転移の増大，がん性リ
ンパ管症も進行あり（PD：progressive disease）．主治医からIさ
んと夫に「化学療法への抵抗性が高く，以前にお伝えしていた予
後（数か月）がより短く数週間〜1か月程度の可能性もある」「現
在が帰宅のチャンスと考え在宅環境調整を早急に行っていく」と
伝えられた．Iさんは「もう，あと数か月はあるかなって勝手に思っ
てて．そんなにないみたい．だったら，家に帰ろうかなって．明
後日が自分の誕生日なので，先生に無理言って誕生日には帰りた
いですってお願いしちゃいました」と退院を希望した．そこで，
早急に訪問看護の手続きを行い，ベッドなど医療用物品を手配し

た．夫も連日来院し，TPN（中心静脈栄養）指導などを受け，準備を進めた．

退院当日「この年になって誕生日を祝ってもらえると思わなかったからうれしいです．がんにはおとなしくしてもらって，一緒にやっていけたらと思っています」と話し，車いすを使用し自家用車で退院した（入院 36 日間）．

4 ● 在宅療養での経過

点滴は 2 日に 1 回行い，トイレ歩行以外は，ほとんどベッド上で過ごすことが多く，在宅勤務となった夫は傍に付き添いながら介護を行った．外来化学療法に来られた日は退院後初めての外出であった．本人は「いつまで生きられるかわからないので，未来の予定をみるのがつらいけど，家族といる時間が何よりうれしい」と話した．

2. フィンクの危機モデルによる分析

1 ● 衝撃の段階

青年期にある子どもの養育を中心に，母親として生活していた I さんが突然予期せぬ大腸がんの告知を受けたこと，また，その病状がとても深刻であり，予後も厳しいと説明を受けたことで，I さんの表情が一瞬でこわばり，茫然としてしまうほどにとても

大きな心理的衝撃があったと思われる．息切れや呼吸困難感など日常生活に影響が出るほどの身体症状があり，直ちに総合病院の救急科に紹介されたことで，何かしらの病気を予期し不安を抱いていた可能性もある．

　それでも医師から伝えられた説明に対して「まさか，そんなに悪いとは……」と言葉を失い，想定を上回るとても深刻な病状であったことから，耳を疑うような感覚，大きな動揺や衝撃があり混乱したと思われる．そのような中で「最期は子ども達とできるだけ過ごしたい」という気持ちは，何より子どものことを思うＩさん自身が価値を置くものであることがうかがえる．

　また，のちにＩさんは病名告知の時のことを「あの時は頭が真っ白で何がなんだかわからなかった」と話した．

2 ● 防衛的退行の段階

　防御的退行の段階は，危機を意味するものから，自らを守る時期である．Ｉさんは，外出から戻ると，まるで何事もなかったかのようにベッドの上で静かに過ごしていた．そして，排泄の援助について医療者が心配して声をかけるが，援助を求めることなく自分で済ませるなど，どこか実感がわかない様子であった．

　これは，Ｉさんが突如深刻な病状と予後の告知を受けたことによる，圧倒されるような状況的危機に対して，命の危険や脅威に強く抵抗し，現実逃避や否認など無意識に自らを必死に守ろうとする防衛機制が強く働いていたのではないかと思われる．そして，身体のことしか答えなかったり，看護師からの声掛けに対しても

どこか上の空で感情を表出することなく「みなさんに申し訳ない
です」と言うだけであった．これは，一生懸命に自己を守ろうと
している現れであると考えられる．

　その後，リスクの大きい化学療法について提示されると，「何
もせず終わるよりはできることをやりたい」「色々考えちゃいま
すけど，今は薬を頑張るしかない」と話し，初めて涙した．そこ
では自分の存在を何としても守り通すために，どんなつらい治療
でも頑張って受けていこうと，不安を感じながらも治療への意欲
を示す姿がみられた．

3 ● 承認の段階

　危機の現実に直面し，しだいに新しい現実を知覚し，自己を再
調整していく時期である．入院2週間が経過したころ，Ⅰさんは，
医療者に対して気丈に振る舞い前向きな気持ちを見せる反面，時
折涙する姿もみられた．「子ども達の気持ちを揺り動かすなら，
あまり会わない方がいいのかな．このまま死んでしまったほうが
いいのか」と，この先も長く生きられる保証がなく，厳しい予後
である現実に直面せざる得ず，何よりも大事な子ども達に対して
どう向き合ったらいいのか，深い悲しみや，親としての苦悩を体
験する．それでも，生きて会えるのが最後かもしれないという覚
悟で長男と面会したこと．いつもみたいに家族みんなで過ごせた
ことで，少しずつ自己を取り戻した感覚を得られ，喜んでいた．
その後も，自ら義理の両親に会いに来てもらい直接感謝を伝えた
ことや「夫のことがむしろ心配」と話した．また，Ⅰさんは2年

前にがんで兄を亡くしており，ご自身もがんに対する怖さや不安がある中で，母親や妹への気遣いもあり，伝えることを踏み出せないでいた．このように厳しい現実に少しずつ向き合いながら，親として，嫁として，妻として，そして娘としての役割を失わずに貫くIさんの誠実でひたむきに生きる姿がそこにはある．さらには，プチ目標であった次男の誕生日を生きて迎えられたことは，なにより一定の達成感を感じることであり，Iさんの内なるエネルギーが蓄えられることによって自己を再調整していったと思われる．

4● 適応の段階

　適応の段階は，建設的な方法で積極的に状況に対処し，現在の能力や資源で満足のいく経験が増え不安が減少する時期である．

　Iさんは，少しずつリハビリも進み，体調の回復を実感してくると「一段トーンが上がって気持ちが明るくなった気がします．本を読む元気も出てきました」と，健気にも自分らしさを取り戻したように振る舞い，流涙する様子も見られなくなった．そして，自ら妹に「今までのことと，私が末期がんで入院していることを伝えた」と少しずつ状況を受け入れ自分なりに対処している様子であった．しかし，1か月後のCTでは病状進行が認められ，改めて厳しい予後であることが告げられる．Iさんは「少し希望があるかなと思って光が見えてきたところだったのに」と，わずかな期待に反し甘くない現実を目の当たりする．それでもここまでの経過で新しい自己イメージを築いてきたIさんは，自分自身の

信念を貫き「だったら家に帰ろうかな．誕生日には帰りたいです」と決断される．限られた時間をこの先どこで，どのように過ごすのが良いか，Ｉさん自身が答えを導くことができたことは，適応の段階にあると思われる．

3. フィンクの危機のプロセスに沿った看護介入

1 ● 衝撃の段階

衝撃の段階では安全に対するあらゆる手段を講じること，また温かい誠実な思いやりのある態度で患者のそばで静かに見守ることが必要となる．

初めての土地で緊急入院となったＩさんに対し，まずは身体の安全を図れるように，ベッドコントローラや安楽枕を使って安楽位を保ち，ベッド周囲にある身の回りの物を整理し，環境の変化に戸惑う気持ちにも共感した．また，必要な検査や処置，医師から病状説明を受ける際には，適切で平易な言葉を用いた説明と鋭敏な感受性をもって患者の状態や変化，言動を注意深く観察しながら，Ｉさんが少しでも安心できるように環境を整え援助した．そして，息苦しさなどの苦痛や身体症状の変化など我慢せず伝えてもらえるようナースコールを手元に置き，苦痛軽減のための鎮痛剤や夜間の休息の様子も観察した．さらに，なるべくゆっくりと接する時間を確保しながら，常に温かい声掛けを意識し見守ることで，Ｉさんとの信頼関係も築いていった．

2 ● 防衛機制の段階

　危機を意味するものから，自らを守っていること，その本質を考慮したうえで，安全志向の援助を行うことが大切である．

　下血を繰り返すⅠさんに対して，排便時の移動はふらつきやすく援助するため遠慮せず言ってもらえるように伝え，下血時は速やかに汚物を処理し，においなど不快がないように努めた．また，深刻な病状と予後告知を受けたⅠさんは，青年期にある子どもの母親として自己の存在意義を守るべく，ひたむきに治療に望もうとする姿が見られた．そうしなければ，不安に圧倒されてしまいそうな心境でもあったと思われる．この段階の援助では，病状や予後の脅威に目を向けさせるのではなく，Ⅰさんの「何もせず終わるよりはできることをやりたい」という，治療への意欲をそのまま受け止め，温かく見守るようにした．このように，患者自身のありのままの思いに寄り添い，あたたかく誠実な思いやりのある態度で接することで，患者自身が情緒的なエネルギーを蓄え，次の段階に進むことができるようになったと思われる．

3 ● 承認の段階

　積極的な危機への看護の働きかけが重要な時期である．Ⅰさんの場合は，少しでも心情の表出を促せるよう，ゆっくり時間をかけて話を聞くように対応し，PCT内でも連携をとりながら援助した．その中で，ご自身の気持ちとご家族のことに触れ，母親や妹に現状を伝えられていないことも分かった．病棟看護師からは，

いつ亡くなるかわからない状況が想定されることから，Ｉさんの母親や妹には現状を知らせた方が良いのではないかとの意見があった．

そこで，まずはＩさんにとって一番身近な夫の気持ちと意向を把握するために，話を聞くこととした．夫は，Ｉさんの気持ちを第一に考え，大切にされていたため，この段階では，看護師は夫婦で決めた意向を尊重することとし，その状況を見守ることにした．そして，医療者間では，母親と妹に病状を伝えていないという情報を皆で共有し，緊急時には初めて病状を知る家族の心情に十分配慮した対応ができるように備えた．

その後，Ｉさんは無事に化学療法を受け，DICを脱する経過をたどることができた．そして後日Ｉさんは義理の両親への感謝を伝えたり，自ら妹に自分の病状を伝えたりしている．それは，夫からの支援も含めてＩさんが蓄えてきたエネルギーと周囲の医療者により保証されたことで，苦しみから成長に向けて動くことができた結果と思われる．

4 ● 適応の段階

病状はPDではあるが，状態をみて自宅退院の目標が掲げられた．Ｉさんは，自ら誕生日に帰ることを決断した．看護師はＩさんの意向を汲み，それを支持し，少しでも安心して自宅療養を送るために，必要な人的，物的資源をどのように整えていくかという調整が早急に必要であった．そこで，病棟看護師は地域連携部門と協働しながら介護保険や訪問看護の手続きを行った．また，

Ⅰさんの自宅の間取りを確認し，ベッドとポータブルトイレの設置，必要に応じた物品の用意をリハビリとも相談して行った．夫は連日，TPNの手技や管理指導，内服薬管理や異常時の対応などについて説明を受けていた．病状変化もある妻を在宅療養する精神的負担や慣れない介護の負担も大きい夫の心労を労い，できるだけイメージしやすい平易な言葉を用いて説明した．また，依頼した訪問ステーションと直接連絡をとり，今までの経過と状況について情報提供し，ご本人と家族への支援についても伝達し連携を図った．このような準備を行い，希望通りに誕生日に退院できたこと，その後自宅療養で家族と共に過ごせたことは，Ⅰさんにとって大変有意義でかけがえのない貴重な時間となった．

（鈴木かおり）

心臓手術後に在宅酸素療法が必要
となったJさんの危機

- ■患　者：Jさん　男性
- ■年　齢：60歳代
- ■診断名：大動脈弁狭窄症，慢性閉塞性肺疾患，
   大動脈弁置換術後

1. 患者の背景と経過

1● 患者の背景

　Jさんは90歳代の母親，70歳代の姉と3人暮らし．これまで
長年に渡りタクシーの運転手をしていたが，認知症の母親の介護
のために数年前に退職した．母親の認知症の症状は年々悪化して
おり，現在では衣食住のすべてに介助が必要で常に目が離せず，
夜中も介護を必要としている状況である．母親の施設入所を検討
したことがあるが，母親が見知らぬ人に対して噛みつくなどの攻
撃的行動をとること，幼い頃から母親が女手一つで姉弟を育てて
くれたので最期まで自宅で世話をしたいという強い思いがあるこ
とから自宅にこだわり介護を続けている．

　しかし，姉は昨年，腰を手術して腰痛があることから，母親を

ベッドや車いす，便座に移すなどの力仕事はＪさんが一手に担っている．姉と協力しながら自宅での介護を続けており，姉弟の仲は良い．姉からの情報によると，Ｊさんは義理堅く，責任感の強い性格だという．

2● 入院までの経過

　Ｊさんは数年前にタクシーの運転手を辞めるまで40年以上に渡り，1日30本を喫煙するヘビースモーカーであった．半年ほど前から疲れやすさを感じるようになり，母親の介護をしていて息切れを感じることがあったが少し休むと楽になっていたため，年のせいだと考え放置していた．しかし，徐々に疲れやすさや息切れが増強して母親の介護にも支障が出てきたため近医を受診したところ，心臓弁膜症を疑われ専門病院を紹介された．

　専門病院での精密検査の結果，大動脈弁狭窄症の診断を受け，大動脈弁置換術を勧められた．Ｊさんは当初「手術となると，入院しなければいけないですよね．今，自宅で母親を介護しているので手術はできないです．薬の治療で何とかなりませんか」と主治医に相談していたが，手術をしなければ症状が進行して心不全となり命に関わる状況に陥ること，母親の介護についてはソーシャルワーカーに相談できることが説明された．

　後日，Ｊさんと姉がソーシャルワーカーに相談した結果，母親は自宅で介護サービスを受けることになり，Ｊさんは手術を受ける決心をして数日後に入院した．

■手術前

　Jさんは術前の呼吸機能検査で閉塞性換気障害の状態であった．これまで肺の病気を指摘されたことはなく特に治療はしていなかったが，今回の入院で慢性閉塞性肺疾患と診断され，全身麻酔による長時間の心臓手術により呼吸器合併症のリスクが非常に高いことが医師より説明された．

　Jさんは「手術を受けたら呼吸状態が悪くなるということですか．まぁ今も咳が出ることはたまにありますが，痰が出ることはほとんどないです．タバコはもう数年前にやめたんですけどね．心臓の手術をするのに肺が悪くなるんですか．それで入院が長引いたりすると母親の介護に影響が出るので困りますね」と退院後は母親の介護に一刻も早く戻りたい様子であった．

■手術後

　予定通り大動脈弁置換術が施行され，術後1日目に鎮静薬を終了し，覚醒とともに徐々に人工呼吸器から離脱し，同日気管チューブが抜去（抜管）され，集中治療室から一般病棟の重症個室へ転棟した．抜管直後より痰が多く，たびたび喀出するが咳嗽力は弱かった．しかし，3L/分の開放型酸素マスクを装着して経皮的動脈血酸素飽和度（SpO_2）は正常値を示しており，安静時に呼吸困難を訴えることはなかった．

　Jさんは看護師に「手術は思っていたよりもきつかったですね．体のあちらこちらが痛いけど，傷の痛みはそんなに強くないです．今日からリハビリをするんでしょ．このままずっと寝たままだと

母親の面倒をみられなくなってしまいそうです」と心配そうに話した．

　術後2日目より酸素療法を続けながらリハビリテーションがベッドサイドでの立位，足踏み，歩行の順で進められた．途中，Jさんが咳をしながら「体が重いですね．ちょっと待ってください．少し息苦しいです」と訴えたため，リハビリは中断された．看護師がJさんに深呼吸を促すと湿性咳嗽とともに痰が喀出された．Jさんは「少し楽になりました．ちょっと動いただけなのにこんなにきついなんて．でも体が慣れてくればできるようになるんでしょ」と看護師に話した．

　その日の午後，姉が車椅子に乗った母親を連れて面会に来た．母親は会話ができない状態であるが，Jさんは母親の手を握ってうれしそうな表情をしていた．姉は看護師に「今は母と二人だけで生活しているので，弟が帰って来てくれたらずいぶん違うと思います．前みたいに力仕事はできないでしょうけど，母のそばにいてくれるだけでも心強いです」と話した．面会後Jさんは，「姉も大変みたいです．腰が悪いのに母親を抱えなければならないし，週に数日介護サービスを受けているけれど，結局は家族で何とかしないと．だけど，私がこんな体じゃどうにもならない」と少し険しい表情をしながら看護師に話した．

　術後3日目以降，循環動態は安定しドレーンも順調に抜去されたが，経鼻酸素カニューラを通して2～3L/分の酸素療法は続行された．リハビリ中のJさんのSpO_2値は90％まで低下し「ちょっと待ってください．頑張りたい気持ちはあるんだけど，なんでこんなにきついのかな．少し休んでいいですか」と中断することが

しばしばであった. リハビリ後Jさんは「私はこれからも母親の介護がしたいから, 本当はいやだったけど手術を受ける決心をしたのに, これじゃ手術をしない方がましだったんじゃないかって思うことがあるんです」と少しイライラした様子で看護師に話した.

その後, 徐々に経鼻酸素カニューラからの酸素流量が減量され, 一時酸素療法の中止が試みられたが, 労作時や入眠中に SpO_2 値が低下するため, 1L/分を下回る設定にすることができなかった. リハビリは途中休憩を挟めば, その日のメニューは何とかこなせるようになってきた. Jさんは「もっとリハビリを頑張らねばいけないね. 心臓の方は元気になってきたのに, 呼吸がこんなんじゃいつ退院できるのかな. 心臓の手術をしたからしばらく重い物は持てないだろうけど, 母親の身の回りの世話はできると思います. 母親もきっと私のことを待っている」と話し, 母親のことを気にする発言が増えてきた.

術後2週間を過ぎた頃, 主治医よりJさんに, 現状では酸素療法を止めて退院することが困難であること, 慢性閉塞性肺疾患の症状が重いため在宅酸素療法を勧めることが説明された. Jさんは「退院してからも家の中で酸素を付けるということですか. そんなことをしたら母親の世話ができなくなります. そんなに私の肺は悪いんですか. 入院前は普通に生活していたのに」と少し興奮気味に主治医に話した.

後日, 姉とともに現在のJさんの肺に関する詳しい病状と治療について専門医からも説明を受け, 退院後は在宅酸素療法を行うことになった. Jさんの姉は「びっくりしています. もうずいぶ

ん前に禁煙していましたし，今頃こんなことになるなんて．弟は相当無理をしていたんでしょうか」と心配そうな表情で看護師に話した．

　ある日看護師が訪室すると，Jさんは窓の外を見ながら何度も深くため息をついていた．看護師がJさんに声をかけると，Jさんは疲れた表情で，最近考え事ばかりして夜あまり眠れていないこと，リハビリに対する意欲がどんどんなくなってきたこと，退院後の生活を考えると希望が持てないことなどを次々と話し始めた．そして，Jさんは「母親の世話をすることが私の生きがいなんです．心臓を手術したから母親を抱えたりすることはしばらく無理だろうとは思っていたけど，自分が酸素を付けていたらもう何もできなくなってしまう．一体何のために手術をしたんだろうって．今まで母親のことを最優先で生きてきたのに．もう何か，色々考えると落ち込みますね」と看護師につらい気持ちを吐露した．

　退院を数日後に控え，Jさんは姉とともにソーシャルワーカーに今後の生活と社会資源の活用について相談した．その後は，姉と面会や電話を通して母親の介護に対する方向性についても何度も話し合いを行った．Jさんは「ここ数日，これからの生活について姉と何度も話し合いました．姉は私が手術を無事に終えたことに安堵していて，そばにいてくれるだけでも心強いんだと言っていました．私はこれまで自分が何とかしてあげないといけないという一心だったのですが，そのためには私がまず生きていないといけないんですよね．酸素を付けていても母親のそばに居られるのなら，そのために何をすべきか考えるようになりました」と

少しすっきりした表情で看護師に話した.

　後日，Jさんは在宅酸素療法についての機器の操作や生活指導を受け，「体のためにはこれがあった方がいいんですよね. 母親の介護は紹介していただいたサービスを受けながら続けられればいいと思います. それが母親と長く一緒に居られる方法なのだと考えるようになりました」と話し，予定通り退院した.

2. コーンの危機モデルによる分析

1 ● ショックの段階

　Jさんは疲れやすさや息切れの症状の悪化から自ら病院を受診したものの，心臓の手術を勧められた時点では母親の介護の方がJさんにとって優先すべきことであった. そのため「自宅で母親を介護しているので入院はできない. 薬の治療で何とかなりませんか」と話し，自分の病気に対する重症感はそれほど強くなかったと推察される.

　また，入院後に慢性閉塞性肺疾患を指摘され，術後に呼吸状態が悪化する危険性を医師から告げられた際も，心臓の手術で呼吸状態が悪くなるかもしれないという予期せぬことに衝撃を受ける一方で，手術をすれば現在の症状は良くなり，再び自宅での母親の介護に戻れるという漠然としたイメージの方が強く，手術を受けること自体に強い不安を感じるよりはむしろ，早く退院したいという思いが先行していると考えられる.

2 ● 回復への期待の段階

　術後1日目に一般病棟へ転棟して以降，Jさんはリハビリテーションに対する意欲がみられるものの，実際に動き始めるとすぐに呼吸困難を感じ，たびたびリハビリを中断することがあった．「ちょっと動いただけなのにこんなにきついなんて」とJさんは予想以上の息苦しさを経験するが，「体が慣れてくればできるようになるんでしょ」と話し，現状は一時的なものに過ぎないと楽観的に考えていた．

　しかし，時間の経過とともに循環動態や創傷治癒が順調に回復しても，いつまでも酸素療法が必要であることに対して「頑張りたい気持ちはあるんだけど，なんでこんなにきついのかな」「これじゃ手術をしない方がましだったんじゃないか」と呼吸状態が回復しないことへの不安と苛立ちを感じ始めている．その一方で，「もっとリハビリを頑張らないといけないね．母親もきっと私のことを待っている」と退院後に元の生活に戻れる期待も持ち続けていると考えられる．

3 ● 悲嘆の段階

　術後の酸素療法が長引くなか，Jさんは主治医より退院後に在宅酸素療法を行う必要性があることを説明され，「そんなことをしたら母親の世話ができなくなる．入院前は普通に生活していたのに」と予想もしなかった事態に一時的に混乱する．専門医からの再度の説明もあり，最終的には在宅酸素療法を受け入れること

115

になった.

しかし，退院後の治療方針が決定して以降，Jさんは病室の窓の外を見てため息をつくことが増え，夜間に眠れなかったり，リハビリへの意欲も減退し，回復への希望が持てなくなってしまう.「一体何のために手術をしたんだろう．色々考えると落ち込みます」と話し，自分の身に起こっていることに対してなす術がなく悲しみを感じている.

4 ● 防御/回復への努力の段階

退院後の在宅酸素療法が避けられなくなった状況のなかで，Jさんは姉とともにソーシャルワーカーに母親の介護に関する更なる社会資源の活用について具体的に相談したり，姉と二人で何度も母親の介護について話し合いを重ね，退院後の生活に向けて前向きに準備を進めるようになった.

Jさんは元来責任感の強い性格であるため，退院後も入院前と同様に力仕事を含め母親の介護を自分がなんとかしなければいけないという強い思いがあったが，姉から「そばにいてくれるだけでも心強い」という言葉をかけられることにより，そのような思いから徐々に解放されていったのではないかと考えられる．そして，これからも母親のそばに居るために今の自分ができることは何かという現実的な問題に対して目を向けられるようになってきたと考えられる.

5● 適応の段階

　自宅での母親に対する介護サービスを整えることにより，これまで一手に担っていた介護の内容を見直すことができたJさんは「体のためにはこれがあった方がいいんですよね」と話すようになり，在宅酸素療法を行うという退院後の自身の生活を肯定的にとらえられるようになった．

　Jさんの一番の望みは，姉と協力しながら母親とともに自宅で暮らすことである．Jさんにとって退院後に在宅酸素療法を取り入れることは，自分の望む生活を阻むものではなく，むしろこれまでの介護の内容を見直し，介護サービスを増やすことこそが母親と長く共に生活できる最善の手段であると認識できるようになったと考えられる．

3. コーンの危機のプロセスにそった看護介入

1● ショックの段階および回復への期待の段階

　Jさんは自覚症状の悪化から自ら病院を受診したものの，主治医から手術が必要な病気であることや手術により呼吸器合併症のリスクが高いことを説明され，予想外の内容に衝撃を受けていた．手術を受けることに積極的でなかった大きな理由は，自宅に残した認知症の母親の介護である．

　そのため，まずはJさんが入院中に自宅の環境を整え，治療に

専念できるよう J さんの意向を確認し，社会資源の活用について提案した．また，どの程度の入院期間になるのかも J さんにとって重要であり，回復過程における疑問点にもすぐに対応できるよう訪室の際に症状を確認し，必要時に医師からの説明が受けられるよう調整した．

　J さんは自宅に残した認知症の母親のことが気がかりであり，リハビリを頑張ることで早く退院したいという思いが強かった．しかし，そのような気持ちとは裏腹に労作時の呼吸困難によりリハビリが思うように進まない時期もあり，手術を受けたことを後悔することもあった．その一方で，リハビリに体が慣れてくればそのうち良くなるのではないかと楽観的になることもあった．

　このように，この時期は体調の変化により気分が一喜一憂しやすいため，理学療法士と協働して J さんの体調をその都度確認しながら安全にリハビリを進めると共に，J さんの訴えをよく聴いて回復意欲が減退しないように精神的支援も行った．

2 ● 悲嘆の段階

　J さんは医師からの説明により，退院後も在宅で酸素療法を続けなければならないという現実に直面し，予想外の出来事に混乱して気分が落ち込むようになった．夜も眠れなくなり，リハビリへの意欲減退などを訴えるようになったため，看護師は J さんの精神的消耗を最小限にするよう夜間の睡眠確保を保障するとともに，頻回に訪室し，J さんからの訴えをよく聴き，看護師間でその情報を共有してすぐに対応できるようにした．

　また，在宅酸素療法を受け入れたＪさんが今後の生活に対して感じている不安を表出し，自身の気持ちの整理ができるよう，Ｊさんの揺れる心理状態を適切にアセスメントし，必要に応じて，医師や理学療法士に相談できるよう調整を行った．

3● 防御/回復への努力の段階

　Ｊさんの生きがいは自宅で認知症の母親を介護することである．しかし，当初Ｊさんにとって自身が在宅酸素療法を行うことは，母親の介護をこれまで通りにできないことを意味しており，治療が自身の生きがいを脅かすものであると捉えられていた．そのような時に同居する姉から「そばにいてくれるだけでも心強い」と言われることで，在宅酸素療法を行いながらも母親のそばで生活ができるのではないかという思いが芽生えてきた．

　看護師はこのタイミングを逃さずにソーシャルワーカーと社会資源の活用に関する調整を行いながら，Ｊさん家族のサポート源に関するアセスメントを行った．Ｊさんは同居する姉との関係が良好であるため，Ｊさんに悩む様子が見られる時には一人で抱え込まずに姉に相談できているかどうかを確認し，必要に応じて姉に情報提供しＪさんと連絡をとるように促した．

4● 適応の段階

　Ｊさんは姉とともに母親の介護に社会資源の活用を検討することを通して，たとえ自身が以前のような介護の役割を担うことが

できなくなっても引き続き母親と自宅で暮らすことができる手段を獲得し，在宅酸素療法を行うことに対して「体のためにはあった方がよい」という考えに至った.

　看護師はJさんの入院期間を通してソーシャルワーカーと連携を取りながら，Jさん家族が望む生活を把握し，介護サービスの選択肢が広げられるよう調整を行った. また，Jさんが在宅酸素療法を行う自分をどのように捉えているのか，会話を通して心理状態をアセスメントし，Jさんが前向きに捉えられるよう精神的支援を続けた.

　以上を通して，予定通り退院した.

（緒方久美子）

事例紹介③　　アグィレラ

消化管穿孔のため緊急手術を受けた
M さんの危機

- ■患　者：M さん，女性
- ■年　齢：60 歳代後半
- ■診断名：特発性消化管穿孔，急性汎発性腹膜炎

1. 患者の背景と経過

1● 患者の背景

　M さんは 60 歳代後半の女性で，夫（60 歳代前半，団体職員）と二人暮らし．猫を 3 匹飼っている．現在は主婦だが，看護師として 10 年ほど働いた経験がある．子どもは 3 人で，長女（40 歳代），次女（30 歳代），三女（30 歳代）ともに医療職に就いている．長女は同じ市内に家族 4 人で住んでおり，次女・三女は新幹線の距離に居住している．

　特に趣味はないが，家庭菜園や飼い猫の世話，孫の世話を楽しみにしており，横断歩道の旗振り隊などの地域活動にも参加している．体力には自信があり，健康のために毎日ウォーキングを続けている．M さんは自分の性格について「くよくよしない，楽天家」ととらえており，家族が人に感謝される仕事に就いている

121

ことを誇りに思っている．Mさんは困ったことがあると夫に相談して解決を図ってきた．

2 ● 入院までの経過

もともと便秘気味でたまに市販薬を服用していた．X月Y日の朝，排便後に激しい腹痛と冷や汗を生じたためリビングで横になっていた．夫が声をかけても反応が乏しく，救急車を要請した．救急車内で血圧低下，意識レベルの低下が認められ，ショック状態で救急外来に搬送された．緊急CTの結果，S状結腸の穿孔が認められ，救急医から夫に「非常に危険な状態で，救命できるかどうかは五分五分」と説明された．

3 ● 入院後の経過

Mさんは即座に手術室に搬送され，緊急手術（下行結腸およびS状結腸切除術＋ストーマ造設術）が行われた．手術後は人工呼吸器管理下で救命救急センターに入院し，急性汎発性腹膜炎と敗血症の治療のため，抗菌薬の投与，エンドトキシン吸着除去療法（PMX-DHP療法）が行われた．また，Y＋3日から手術創に対して陰圧閉鎖療法（NPWT: Negative Pressure Wound Therapy）が開始された．

Y＋5日目から鎮静剤を減量して日中の覚醒時間を確保し，リハビリテーションが開始された．Mさんは気管内挿管中のため発語はできないが，筆談で「入院したの？」「何日？」など医療

者とコミュニケーションを取っていた．主治医からMさんに「腸に穴が開いてしまったので，腸を休ませるためにストーマを作った」「酸素の値が低いため人工呼吸器をつけている」ことが説明された．

　Y＋7日，人工呼吸器から離脱し，主治医からMさんと夫に「このまま順調に回復すれば1か月程度で退院できる見込みである」と説明された．夫は朝晩の1日2回，短時間ではあるが面会に訪れ，Mさんの手を握り励ましたり，周囲にある医療機器について看護師に質問したりしていた．長女はほぼ毎日夕方に，遠方に住む次女と三女は週末に面会に訪れていた．

　Y＋10日，生命の危機状態を脱したMさんは一般病棟に移動することになり，Mさんと家族の希望によってトイレ付きの個室で入院生活を送ることになった．

　Y＋13日，NPWTが終了となったが，Mさんには広範囲の腹腔内汚染があったため術後創感染（SSI）や縫合不全の危険性が高く，感染徴候に注意しながら経過を見る方針となった．Mさんは「（NPWTの）器械が取れて動きやすくなりました．傷を洗浄するときは痛み止めを点滴してもらってもとても痛くて．あんなにつらい経験はもうこりごりです」と苦笑していた．検温時にMさんは「今日はガーゼが汚れていませんか」「傷はきれいですか」「微熱（37℃台）が続いているけど大丈夫かな」などと看護師に質問していた．

　ストーマ管理のセルフケア指導は，ストーマが創部に近いことから創状態が安定し，Mさんがスムーズに歩行できるようになってから本格的に開始することとなった．Mさんはストーマにつ

いて「命のためには仕方ないですね．うまくできるかわからない
けど，頑張ります」と話し，渡されたパンフレットを見ながら看
護師の説明を聞いていた．Mさんは看護師の見守りの下で便破
棄の練習を行い，ゆっくりだがスムーズに実施できるようになっ
た．

　Mさんは「リハビリの時間ですね，待っていました」と理学
療法士の訪問を心待ちにしていた．リハビリテーションが進み，
廊下の手すりをつかまりながら病棟内を1周できるようになると
「先生は遅い時間でも毎日顔を出して励ましてくれ，頼りにして
います」「看護師さんにほめられるともっと頑張ろうという気持
ちになります」と話し，リハビリテーションの時間以外でも自ら
歩行練習を行う姿が見られた．

　その一方，Mさんは「退院したら日中は自分一人なので，き
ちんと動けるようにならないと．お父さんは仕事人間で家事も猫
の世話も満足にできないから，娘たちが当番制で面倒を見てくれ
ています」「頑張って早く退院したいです．でも，手も足もこん
なに細くなって，顔もおばあちゃんになって…体に力が入らない
のも無理ないです．入院前はスタスタ歩いていたのに，手すりを
使ってゆっくりしか歩けない．こんな状態で家に帰れるのか心配
です」と話された．

　Y + 20日，創部を処置していた医師が創周囲の発赤を認め，
切開したところ，膿様の排液が多量に流出した．看護師が「傷の
ところは厚めにガーゼを当てておきますね．午後も見せてくださ
い」と声をかけると，Mさんは驚いたような表情でしばらく無
言だったが「傷ね，わかりました」と硬い表情で答えた．夜間，

病室から衝撃音が聞こえたため訪室すると，病室内のトイレの壁にもたれた状態で床に座っているMさんを発見した．Mさんは「ごめんなさい，失敗しちゃった」と床を拭いており，周囲に水様便が飛び散っていたことから，トイレでパウチ内の便破棄をする際に転倒した様子であった．看護師は清拭と更衣を介助し，Mさんを支えながらベッドに戻ったところ「パウチの袋を開けようとしたら力が抜けてしまって．こんなことで看護師さんのお世話になるなんて……恥ずかしい……情けない……」と涙を流した．続いてMさんは「家に帰ったら何もかも私がやらないといけないのに，体が言うことを聞いてくれない……傷も全然よくならない……どうして……」と絞り出すように話した．

　翌日，Mさんはテレビに背を向けて横になっていた．話しかけると反応は示すが会話が弾むことはなく，理学療法士によるリハビリテーションも拒否された．看護師は訪室するタイミングを調整して意図的にMさんと関わる時間を設け，不安や疑問はひとりで抱え込まずに看護師や家族に表出してほしいことを伝えるとともに，体力の回復にはMさんの予想以上に時間がかかることを説明した．Mさんは「いくら頑張っても元の体には戻らないですよね．救ってもらった命だから大切にしないと」と語り，退院後の生活における不安や心配ごとについて看護師に話すようになった．また，看護師は現状や今後の治療方針について主治医に説明を依頼して面談の場を設定するとともに，理学療法士にMさんの体力に適したリハビリテーションについて相談した．Mさんは理学療法士の助言を受けてベッドサイドでできる運動を実施したり，看護師や家族に手伝ってほしいことを依頼したりと，

行動に変化が見られるようになった．Mさんは術後創感染の治療に時間を要したが，治療と並行して体力を回復するとともにストーマ管理もできるようになり，約1か月半後に退院に至った．

2. アグィレラの危機問題解決モデルによる分析

　消化管穿孔のため緊急手術を受けたMさんの危機的状況を図1に示す．

1● 出来事の知覚

　緊急手術のため，Mさんは術前オリエンテーションを受けておらず，手術後も全身管理が必要な状態であり主治医から詳しく説明を受ける機会がなかったことから，手術後の状況や回復過程に関して正しく理解ができていない状態だった．Mさんは看護師としての勤務経験があり，開腹術後の標準的な経過についての知識はあったが，術後の創感染や縫合不全などの合併症の危険性が高いこと，身体侵襲が大きな手術を受けたことにより消耗した体力や筋力の回復には相当の時間を要することを認識できていなかった．さらに，Mさんは気管内挿管のために手術後およそ1週間発語ができない状態であったため，状況について理解を深めるために自ら質問することができず，自身が置かれた状況を正しく認識することが困難であったと考えられる．

　術後創感染について，MさんはNPWTの必要性を理解し，処

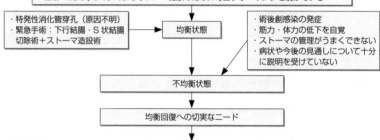

Mさん：60歳代後半　女性
・夫（60歳代前半，団体職員）と二人暮らし　猫を3匹飼っている
・子どもは3人で全員が医療職：長女（40歳代），次女（30歳代），三女（30歳代）
・職業：主婦として家事をすべて担っている，看護師として勤務経験がある
・趣味：家庭菜園，飼い猫の世話，孫の世話が楽しみ，地域活動に積極的に参加
・性格：楽天的でくよくよしない　健康のために毎日ウォーキングを続けている

・特発性消化管穿孔（原因不明）
・緊急手術：下行結腸・S状結腸切除術＋ストーマ造設術

均衡状態

・術後創感染の発症
・筋力・体力の低下を自覚
・ストーマの管理がうまくできない
・病状や今後の見通しについて十分に説明を受けていない

不均衡状態

均衡回復への切実なニード

出来事の知覚
・術後創感染の発症は予想外で衝撃的な出来事，創処置はとても痛い
・リハビリテーションを頑張れば早く体力を回復できる
・ストーマ造設は命のためには仕方ない，セルフケアを完全に獲得しなければ退院できない
・手術後の状況や回復過程，今後の見通しがわからない

社会的支持
・主治医：関係性は良好で医療処置を施してくれるが，情報を十分に提供してくれる存在ではない
・看護師：創部の状態や体調などを相談する対象で，精神的な支えでもある
・理学療法士：手術直後から担当しており，身体機能回復に向けて中心となる存在である
・夫：Mさんにとってキーパーソンで相談相手，精神的な支えだが直接的な支援は望めない
・子ども：全員医療職で頼りにしている．入院中夫や飼い猫の世話を分担するが，迷惑をかけたくない
・地域活動の仲間：電話やメールで励ましてくれる．退院後の生活でも励みとなる存在

対処規制
・元々困ったことがあれば夫に相談してきたが，夫や子どもには気持ちを十分に表出できていない
・主治医とコミュニケーションはとれるが，具体的な質問はできていない
・看護師には不安や焦りなどを表出することができるが，遠慮している
・ストーマや創部の管理について，自分から調べたり探索したりする行動は見られていない
・体力，筋力の回復のために決められた時間以外にもリハビリテーションに熱心に取り組む

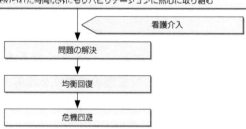

看護介入

問題の解決

均衡回復

危機回避

図1　Mさんの危機的状況

置による強い痛みにも耐えてきた．Mさんの「今日はガーゼが汚れていませんか」「傷はきれいですか」「微熱が続いているけど大丈夫かな」などの発言は，創感染の徴候が生じていないだろうかという不安の表れであると考えられ，これは正しい知覚である．しかし，Y + 20日に膿様の排液が認められたとき，Mさんは驚いたような表情で無言であった．このことから，創感染の発症はMさんにとって予想外の衝撃的な出来事であるとともに，以前に経験した処置時の強い痛みを想起することにつながり，均衡状態を脅かす大きな要因になったと考えられる．

　また，Mさんは体力や筋力の低下について，「手も足もこんなに細くなって……体に力が入らないのも無理ないです．入院前はスタスタ歩いていたのに，手すりを使ってゆっくりしか歩けない」という発言から，ADLへの影響や外見の変化について正しく知覚していたと考えられる．その一方で，Mさんは「リハビリテーションを頑張れば早く体力を回復できる」ととらえて意欲的に取り組んでいたが，手術後の筋力や体力の消耗はMさんが考えていたよりも大きく，現実と乖離していることから，知覚のゆがみが生じていたと考えられる．さらに，トイレで転倒したことによって体力や筋力の低下を改めて自覚することになり，元の生活に戻れるのかという不安が一気に高まったのではと推察される．

　ストーマを造設したことについて，Mさんは「命のためには仕方ない」と納得しており，「うまくできるかわからないけど，頑張ります」とストーマ管理の必要性を理解できていた．しかし，同居家族は夫のみで，日中はMさんが一人で過ごすという家族背景や，「家に帰ったら何もかも私がやらないといけない」とい

う発言から，セルフケアを完全に獲得しなければ退院できないと誤った認識をしていたと考えられる．さらに，ストーマの管理がうまくできず，便破棄を失敗したことによって自信を喪失し，不安が増大したものと考えられる．Mさんが現状や今後の見通し，退院後の生活で必要なセルフケアについて正しく認識できるための看護介入が必要である．

2 ● 社会的支持

　Mさんの社会的支持として，主治医，看護師，理学療法士，夫，子ども，地域活動の仲間があげられる．

　主治医は「先生は遅い時間でも毎日顔を出してくれるので，頼りにしています」と話しているように，Mさんとの関係性は良好であると考えられる．Mさんは主治医を信頼しコミュニケーションがとれており，必要な医療処置を施してくれるが，今後の治療経過や予測について十分な情報を提供してくれる存在ではない．

　看護師はMさんの身近にいる存在で，創部の状態や体調などを相談する対象である．Mさんの「看護師さんにほめられるともっと頑張ろうという気持ちになります」という発言からもMさんにとって精神的な支えであり，同時に「こんなことで看護師さんのお世話になるなんて……恥ずかしい……情けない……」などMさんの思いを吐露する対象でもあったと考えられる．しかし，Mさんが抱える不安を十分に受けとめ，具体的な支援を提供する存在ではない．

理学療法士は，手術直後からMさんを担当し，安全にリハビリテーションを行えるよう直接的な支援を提供していた．Mさんもまた理学療法士の訪問を楽しみにしており，身体機能の回復において中心となる存在である．

　夫はMさんにとって重要な存在でありキーパーソンである．毎日短時間であっても面会に訪れていることから，夫婦関係は良好であると考えられる．しかし，夫は仕事人間で家事や育児はMさんにすべて任せていたことから，夫は相談相手ではあるがMさんへの直接的な支援は期待できない．Mさんにとっては，長年夫を世話し，支えるという家庭内の役割があり，妻としての役割を果たすためにリハビリテーションに意欲的に取り組んでいたと考えられる．

　Mさんの子ども達は全員が医療職であり，Mさんの病状についておおむね理解しており，入院中は家事や猫の世話を担う頼れる存在だと考えられる．しかし，Mさんは子どもに迷惑をかけたくないと考えており，また次女と三女は遠方に住んでいることから，直接的な支援を継続して得ることは困難である．長女は頻回に面会に訪れており，Mさんにとって精神的な支えであるが，仕事や家事・育児で多忙である．Mさんは長女の子ども（孫）の世話を楽しみにしていたが，体力が低下したMさんが入院前と同様に祖母としての役割を遂行できるかは不明である．

　地域活動の仲間たちは，入院中もMさんとメールや電話でやり取りして関係性を維持している．Mさんの負担が少なくなるように地域活動の役割分担について話し合ったり，励ましたりしてくれる存在であり，退院後の生活において大きな存在である．

3● 対処機制

　入院前，Mさんは困ったことがあると夫に相談するという問題解決型の対処を行ってきた．また，Mさんは若いころは看護師として勤務し，結婚後は主婦として夫を支え，3人の子どもを育ててきたことから，日常生活を送るうえで生じる様々な問題に対処する力を備えていると考えられる．

　しかし，Mさんは突然生命が脅かされる状態となり，事前準備は何もできないまま緊急手術を受けることになった．Mさんは自分の身に何が起きたのかわからず，非常に混乱した状態で周術期を過ごしたと考えられ，問題解決型の対処は行われなかった．Mさんは主治医とコミュニケーションを取ることができているが，体力の回復の見通しや術後創感染の治療方針などの身体的な問題について，主治医に具体的な質問はできていない．また，ストーマケアや創部の処置について，主治医や看護師の説明には応じるものの自分から調べたり探索したりする行動は見られていない．その一方で，リハビリテーションに積極的に取り組むなど回復に向けた行動をとることができており，ストーマケアもゆっくりではあるが看護師の指導の下，手技を獲得しようと努めている．このように，Mさんはリハビリテーションやストーマ管理に向き合い，努力するという一定の問題解決型の対処をとることができているが，不十分な状態であったと考えられる．

　リハビリテーションが進み活動範囲が拡大したことによって，Mさんは回復の喜びとともに，体力が低下して手術前のようには動けないという現実を突きつけられることになった．加えて，

ストーマの管理についても，Mさんは不安や焦りという気持ち
を看護師や家族に表出するといった情動中心型の対処が十分に活
用できていなかったと考えられる．Mさんは今回の緊急入院に
至るまで，主婦として家族の世話を担う役割を果たしてきたこと
から，夫や子どもに迷惑をかけたくない，妻・母として自立した
存在でありたいという思いが強かったと考えられる．また，看護
師の多忙さを理解しているがゆえに遠慮してしまい，不安を表出
したり，相談したりすることができなかった可能性も考えられる．

　以上のように，Mさんは自身の病気や治療，今後必要なリハ
ビリテーションやストーマの管理などに向き合い努力したもの
の，他者に思いを吐露したり，サポートを依頼したりする行動を
とっておらず，自分自身の力で対処できる範囲を超えてしまい危
機的な状態に至ったと考えられる．Mさんが遠慮することなく
他者に不安や焦りなどの気持ちを吐露したり，わからないことを
質問したり，サポートを依頼するなどの対処行動をとれるような
看護介入が必要である．

3. アグィレラのモデルを用いた危機看護介入

1● 出来事の知覚

　緊急手術を受けたMさんは，現状を正しく理解できていない
状態であり，体力や筋力の回復，ストーマの自己管理について誤っ
た知覚をしていた．看護師はMさんに正しい知覚を促すために，

落ち着いた場所と時間を確保したうえで，不安や疑問があるとき
にはひとりで抱え込まず，遠慮せずに話してほしいことを伝え，
思いの表出を促した．Mさんは転倒したことについて「自分が思っ
ていた以上に筋力が落ちていて，とてもショックだった」と語っ
た．

　看護師は手術そのものの侵襲が大きかったことや，術後の人工
呼吸器管理が1週間に及んだことによって全身の筋力が低下して
おり，体力の回復にはMさんの予想以上に時間がかかることに
ついて説明した．また，Mさんが退院に向けてリハビリテーショ
ンに熱心に取り組んでいることは医療スタッフや家族も十分にわ
かっており，Mさんの力になりたいと思っていることを伝えた．
Mさんは「いくら頑張っても元の体には戻らないですよね．救っ
てもらった命だから大切にしないと」と話し，リハビリテーショ
ンを頑張れば早く体力を回復して退院できるという誤った認識が
修正された．

　Mさんはリハビリテーションを行う活動の時間と休息する時
間をバランスよく設ける必要性を理解し，一日の過ごし方を決め
ることができた．Mさんが前向きに治療に取り組めるように今
後の見通しについて主治医に説明を依頼し，家族とともに説明を
受けられるよう面談の場を設定した．面談ではこれまでの治療経
過とともに，今回の術後創感染は避けられなかったこと，治療と
して抗菌薬の投与と創処置が必要だが，Mさんが心配している
処置時の痛みに対しては最大限の疼痛コントロールを図ることが
説明され，Mさんは納得し，安心した様子であった．

　Mさんはストーマについては「命のためには仕方がない」と

受け止め，自己管理の必要性を理解していた．しかし，Mさん
は日中独居のため，セルフケアを完全に獲得しなければ退院でき
ないと誤った認識をしており，このことはMさんにとって大き
なストレス要因であったと考えられる．看護師は，ストーマケア
は非日常的な手技であり，失敗しても当たり前であると伝えた．
また，自信がつくまでは必要最小限の手技を獲得できるように繰
り返し練習することや，周囲のサポートを得ることが大切である
と説明し，入院中は看護師が見守ることを保証した．Mさんは
看護師や家族と相談した結果，退院後のストーマ管理について，
便破棄は自分で実施するが，装具交換は他者のサポートを得なが
ら実施するという方針を決めることができた．

　以上のように，表出された心配事や疑問に丁寧に対応しながら
Mさんと関わったことによって，現在の状態や今後の見通しに
ついて正しい知覚を促すことにつながったと考えられる．

2 ● 社会的支持

　Mさんの社会的支持には，主治医，看護師，理学療法士，夫，
子ども，地域活動の仲間があげられた．これらの社会的支持を適
切に活用して現状を正しく認識し，Mさんにとって重要な体力
や筋力の回復，術後創感染の治療，ストーマ管理のセルフケアを
促進するために，以下の援助を行った．

　主治医には，Mさんと家族に対して面談の機会を設定し，M
さんと家族の理解を促進できるように丁寧な説明を依頼した．ま
た，Mさんと家族が遠慮せずに主治医に質問できる時間を設け

たことによって，Mさんの不安が緩和されるとともに，今後の見通しや退院後の生活について具体的にイメージすることにつながったと考えられる．

　理学療法士には，通常のリハビリテーションの時間以外にMさんが安全に実施できる運動について相談した．また，Mさんと家族から聞き取った自宅環境や家事の内容をふまえて，どの程度の活動ができれば安心して自宅で生活できるのかを意見交換した．リハビリテーションの内容を検討することによってMさんは目標をもって前向きにリハビリテーションに取り組むことができた．さらに，筋力の回復と創傷治癒促進のためには栄養学的なアプローチも効果があると考え，管理栄養士にミールラウンドを依頼した．Mさんと相談して間食に栄養補助食品を取り入れたことで，効果的な栄養摂取につながり，体力や筋力の回復に寄与できたと考えられる．

　家族について，Mさんの夫は仕事のため多忙であり，これまで家事の経験もないことから，直接的な支援者としては限界がある．近くに住む長女はMさんが最も頼りにしている存在ではあるが，Mさんの生活を支えるには身体的，精神的な負担が大きいと考えられた．看護師は，退院後の生活においてMさんと家族の負担を軽減するために，特にMさんが不安に思っているストーマ管理について訪問看護などの社会資源の活用に関する情報提供を行い，利用するかどうか話し合ってもらうよう家族に促した．また，Mさんには家族に迷惑をかけたくないという思いがあること，家族に遠慮して不安や心配事の表出を控えていることを伝え，面会時には可能な範囲でMさんとゆっくり話をする時

間を設けてもらえるように依頼した．M さんと家族で話し合った結果，退院後はストーマケアのために訪問看護を週 1 回利用することが決定され，家族の負担の軽減や M さんの不安の緩和につながったと考えられる．

3 ● 対処機制

M さんは看護師として勤務した経験があり，妻・母としての役割を果たしてきたことから，問題解決を図る力を備えていたと考えられる．しかし，M さんは緊急入院・緊急手術を受けた状況において，さらにストレス要因となる出来事が次々に生じたことによって，情緒的な安定を維持するためにはこれまで有効だった夫に相談するという対処機制では不十分であり，ほかの対処機制の活用が必要であると考えられる．

特に，ストーマ管理は M さんの QOL に大きな影響を及ぼすことから，M さんと家族の負担を軽減するために訪問看護などの社会資源について情報提供を行い，活用を促した．訪問看護の導入について話し合う過程では，M さんが実施するセルフケアの内容と，病棟看護師や訪問看護師がサポートする内容を整理する機会となり，結果として効果的なセルフケア指導につながった．M さんは必要な手技のみを繰り返し練習することができ，基本的なストーマ管理のセルフケアの確立に向けて問題解決型の対処を促進することができたと考えられる．また，ストーマ管理のセルフケアを獲得しようと努力する M さんを称賛し，ポジティブフィードバックを示すことによって，M さんは自信をもって便

破棄や装具交換に取り組むことができるようになった．リハビリ
テーションについても理学療法士が提案したベッドサイドで実施
できる運動に取り組む様子が見られたが，Mさんは運動に適し
た時間帯や休息の取り方について理学療法士や看護師に相談する
など，問題解決のために他者に相談するという対処行動をとるこ
とができた．術後創感染については，処置時の痛みが大きな問題
であったが，主治医に創処置の時間を確認したうえでMさんに
鎮痛薬の服用を促すことによって，効果的なタイミングで創処置
を行うことができた．Mさんは自ら鎮痛薬の服用時間を決める
ことができるようになり，結果としてMさんの許容範囲の痛み
で経過することができた．

　また，Mさんが遠慮せずに主治医や看護師に質問したり，自
身の不安や思いを表出したりできるよう，落ち着いた環境でM
さんの話を聞く機会を設けたことは，情動中心型の対処を強化す
るうえで重要な支援であったと考えられる．Mさんは血液検査
データの結果や創部の状態について主治医に質問して，前向きに
治療に向き合おうとする行動が見られるようになった．家族に対
しても，Mさんの率直な思いや助けが必要なことについて表出
する機会が増え，洗髪や更衣を子どもに依頼したり，退院後の生
活で心配なことについて相談したりすることができるようになっ
た．自分の思いや質問を遠慮することなく他者に表出して良いの
だと認識することができたのだと考えられる．

　Mさんが安心して療養生活を送ることができるよう，適切な
情報提供によって現状を正しく認識できること，体力や筋力の回
復に向けて適度な運動に取り組むこと，不安なくストーマケアを

実施できることを目標として，看護介入を行った．これらの介入
によって，Mさんは出来事を正しく受け止め，情緒的な安定を
得ることができ危機を回避することができた．術後創感染の治療
のために時間を要したが，Mさんはリハビリテーションを継続
して筋力や体力の回復に努めるとともに，ストーマケアの指導に
も積極的に取り組み一通りの手技ができるようになった．そして
退院に向けて家族とともに準備を進め，約1か月半後に退院する
ことができた．

（井上菜穂美）

事例紹介 ④ ＼ アグィレラ

術後化学療法終了後に肝転移が
見つかった N さんの危機

- ■患　者：N さん　女性
- ■年　齢：60 歳代
- ■診断名：大腸がん　肝転移

1. 患者の背景と経過

1● 患者の背景

　N さんは夫（60 歳代）と 2 人暮らしであったが，夫は 2 年前に全身のがんで急逝し，独居．娘は結婚して車で 30 分圏内に住んでいる．孫はいない．家族間のコミュニケーションは良好で，なんでも相談できる間柄である．N さん自身は不安障害の既往があり，心療内科へ通院していた経験を持つ．

　また N さんはとても穏やかで，周囲のことを気遣ったり，几帳面な性格である．普段は自宅近くの会社で事務をしており，事務の仕事に生きがいを感じている．最近では帰りが早いときに，ヨガスタジオに通って自分自身を見つめる時間を作っている．

2● 診断から治療までの経過

　がんの診断2年前から，便に血が混じることがあり，自宅近く
のAクリニックで検査を受けて大腸ポリープと診断されたもの
の，夫の介護を献身的に行っており，そのまま放置していた．そ
の後も出血は続いていたが，恐怖感がありで病院にかかることが
できなかった．しかし，2年が経過し，多量の新鮮血の血便があ
りAクリニックを受診．「大きい病院で検査してもらったほうが
いい」と説明を受けて，B病院へ転医となった．

　B病院にて精査したところ大腸がん（stage Ⅱ相当）であるこ
とが分かり，診断から1か月後に手術（腹腔鏡下前方切除D3郭清）
が実施された．術後の診断は，stage Ⅲ A期であったため，術後
化学療法（XELOX療法）が提案され，6か月間実施した．

　化学療法導入の際は，「副作用が心配です．治療してみないと
分からないと思いますが，実際大丈夫でしょうか」と不安の声が
聞かれたが，点滴時の血管痛やgrade2の末梢神経障害を経験し
ながらも，毎日治療日誌をつけて自分の体と向き合い，家族や職
場，病院スタッフのサポートを受けて，休薬することなく6か月
間終えることができた．がんと告知を受けて不安も大きかったN
さんであったが，手術や術後化学療法を乗り越えられたことで，
安堵と自信につながった．

3● 再発治療までの経過

　術後化学療法終了3か月後に，経過観察のため造影CTを実施.

　その際に肝臓に4か所（それぞれの腫瘍の大きさは1cmに満たない大きさ）転移と疑われる所見が見つかったが，特に自覚症状はなかった．精査の結果，3か所に明確な転移があると診断された．

　医師からは，再発治療の選択肢として①緩和ケアのみ，②化学療法，③手術＋術後化学療法，④放射線療法，⑤ラジオ波焼灼術，が提示され，それぞれの目的・メリット・デメリットが共有された．手術を行った場合，根治の確率は40％と説明されたが，Nさんは恐怖感と絶望感に満たされ，何も考えられない状況となった．医師の説明中，Nさんは沈黙していたが，診察の最後に声を振り絞って「これ以上治療がなくなったらどうしたらいいのだろう」と質問し，不安な思いを表出した．また苦しむのは嫌だ，今の生活をできるだけ続けていきたいと思いを話した．

　医師の診察後，Nさんは看護師へ「急に死ぬことを突き付けられたみたいで，気持ちも不安定になっています．いつか再発するんだろうとおびえながら過ごしていました」と涙ながらに語り，夜はあまり眠れないこと，あまり病気のことは考えないようにして，仕事に行っていることを話した．

2. アグィレラの問題解決モデルによる危機の分析

1● 出来事の知覚

　Nさんは，術後化学療法後3か月の定期検査で肝転移再発して

いると告知を受けた.「急に死ぬことを突き付けられたみたい」と話し，何も考えられない状況となっていたことから，肝臓への転移を告げられたことはNさんにとって大きな衝撃であったと考えられた. また今まで手術や化学療法を頑張ってきたにもかかわらず，治療3か月後に再発が分かり，治療が無意味であったのではないかという無力感に繋がっており，夫を全身に転移したがんで失っている経験が影響していると考えられた.「いつか再発するんだろうと……」との言葉からも，がんは再発して治らないものと諦観している反面，「これ以上治療法がなかったら…」と死を意識することへの恐怖があると考えられた.

　Nさんのこのような状態は，術後化学療法を終えて安堵した矢先に，がんの再発という現実を突きつけられて，がんの治療が一段落したという認識と現実が乖離していることに落胆し，何も考えられない状況になって，不安や絶望感につながったのではないかと考えられた.

2 ● 社会的支持

　娘はNさんが夫を介護している時から，Nさんが忙しい時や体調が悪い時は介護や家事を手伝ったりするなど，Nさんが少しでも安楽に過ごせるように支援してきた. また娘はNさんにとって何でも相談できる心のよりどころであった. 今回の通院に関しても，娘は医師の診察に同席し治療方法を一緒に考える，Nさんのそばにいる，家事を手伝うなどのサポートを行うなど，Nさんが治療を受ける上でのキーパーソンであった.

　仕事はNさんにとって生きがいであり，仕事に打ち込むことで，現実を直視することから逃避する手段となっていた．

　主治医は，Nさんにとって医療情報を提供する役割があり，これまで，医師はNさんに率直に病状説明を行ってきたが，Nさん自身は，できるだけ悪い情報には目を向けないようにしてきた．そのため，主治医は大事な話がある時は，娘に同席を依頼するなど，Nさんの精神的なサポートに努めてきた．

　今回もNさんにとって再発告知は悪い情報であり，早い段階から娘に診察の同席を依頼し，Nさんの精神的負担の緩和に努めた．このことから主治医はNさんにとって，医療情報を提供する手段的サポートと安心できる環境を調整するなどの情緒的サポートを提供する存在であった．

　看護師は再発告知を受けた際に初対面であった．そのため，この時点で看護師はNさんにとっては緊張する対象であったと考えられた．看護師の役割としては，Nさんが病状を現実的に理解し，受け止められるように，Nさんがどの程度病状を受け止めているかを把握し，Nさんと主治医が病状などについてコミュニケーションが図れるよう仲介することが求められていたと考えられる．しかし，診察同席当初はNさんが緊張されており，十分にサポートできていたとは言い難い状況であった．

3● 対処機制

　Nさんは，大腸がんの告知を受けた際，衝撃が大きく，眠れない日々も続いたが，根治を目指すという目標から，娘や主治医，

外来や病棟の看護師へ不安やつらい気持ちを表出するなど情動志向的な対処方法を用いて自分の思考を整理し，医師や看護師へ疑問に思っていることを質問するなど情報を整理し，治療日誌をつけることで自身と向き合うなど，治療に積極的に取り組む問題志向的な対処方法を柔軟に用いて，大腸がんの手術や術後化学療法を終えることができた．

　またNさんは，何らかの不安を抱えて生活されていたが，自分で対処が難しいと判断した時には，心療内科を受診するという対処行動ができていた．Nさんは元来，情動志向的・問題志向的な対処方法を柔軟に用いてストレスの多い出来事に対処することができる人であったと考えられる．

　今回，根治を目指して行ってきた術後化学療法が終了した矢先に，医師から肝転移再発との告知を受けて，落胆し，何も考えられなくなり，不安と絶望の中で均衡を保つために，涙し，つらさを語るなどの情動志向的な対処方法が主に用いられ，問題志向的な対処方法をバランスよく使って対処できなかったと考えられる．そしてこの絶望感が続き，元来のNさんの柔軟な対処機制が用いられなければ，生命と今後の生活の不確かさに対する不安は高まり，危機に陥る可能性が高かったと考えられる．

3. アグィレラのモデルを用いた看護介入

1 ● 出来事の知覚

　Nさんは，「いつか再発するかもしれない」と心の中で感じていた反面，手術や術後化学療法を頑張って乗り越えてきたと思っていた矢先に，肝転移を指摘され，目の前に一番避けたかった現実を突きつけられ，落胆したと考えられた．そして「これ以上治療法がなくなったらどうしたらいいのだろう」「急に死ぬことを突き付けられたみたい」との言葉からも，Nさんの衝撃の大きさが窺えた.

　そのためにはNさんが自身の思いを吐露し，今の自分に向き合えるように支援していくことが大切だと考えた．まずはNさんが安心して感情を表出できるよう，面談室などの個室空間で感情表出してもよいことを保証し，傾聴することを心掛けた．またNさんが沈黙している時は，そばにいてNさんの言葉を待った.

　Nさんは「気持ちが落ち着かなくて，夜も眠れません．何かにすがりたい思いでいっぱいです．前回の手術の時も，本当に怖くて，メンタルクリニックを1回受診しました」と話した．Nさんの不安な思いに耳を傾けながら，心療内科受診を勧め，Nさんの不眠を和らげることを最初の目標とした．薬の力を借りて少しずつ睡眠も取れるようになり表情が和らいだ段階で，Nさんの病気の受け止めを確認しながら，治療の選択肢のメリット・デメリットを共有した.

145

娘はNさんにとって重要なサポート役を果たしており，今までも夫の介護やがんの告知・治療で重要な役割を担ってきた．そのため娘はNさんにとって問題解決のキーパーソン的役割を担うと考えられた．しかし，娘自身もNさんががんと告知を受けてからも治療を頑張ってきた姿を傍で見てきており，短期間のうちに肝転移再発を告知されたことはショックが大きかったと考えられた．

そのため看護師は，Nさんとは別に娘自身も安心して感情表出できるよう面談を行い，娘の思いを聴くなど娘の気持ちの整理を促した．そして，Nさんや娘の思いをすり合わせ，2人がこれからについて一緒に考えていく環境を作っていくことも大切であると考えた．看護師はNさんと娘と一緒に，医師から提示されたそれぞれの選択肢のメリット・デメリットを共有し，Nさんの価値観に合わせて意思決定できるよう話し合いの場を持つことを検討した．そして娘がこの一連のかかわりから気持ちを整理し，Nさんとこれからのことを話す際に，主治医や看護師の言葉で聞き漏らしたことを情報提供するなどのサポートを行った．

主治医は，主にNさんにとって医療情報を提供する手段的サポートとしての役割を担っていた．主治医はNさんに分かりやすいように，病状や治療方法，再発リスクなどを具体的に情報提供し，情報やNさん自身の気持ちを整理するために，セカンドオピニオンを提案した．NさんはC病院のセカンドオピニオンへ行き，情報を整理することができた．

　看護師はNさんの精神状態をアセスメントしながら，Nさんと主治医のコミュニケーションが円滑になるよう橋渡しを行い，Nさんの病状の理解や受容を助けることが大切だと考えられた．そのため，Nさんと面談を行い，Nさんが不安に思っていることや疑問に思っていることを主治医と共有し，診察でNさんが聞きたいことなどを聞けるよう調整を行った．

　また，看護師はNさんと今までの人生について振り返りを行い，Nさん自身，人や社会とのつながりを大切にされている人であることが分かった．そして，同病者の方の話を聞きたいとの希望があった．そこで，看護師は近隣のがんサロンや患者会について情報提供を行い，Nさんが安心できる環境の調整に努めた．

３● 対処機制

　Nさんは元来，困ったことがあると娘をはじめ周囲に助けを求めながら，気持ちや情報を整理し，問題解決してきた．大腸がんの告知の際も，衝撃は大きかったものの，娘や主治医，看護師などに感情を表現し，病状や治療法などの情報提供を受けて整理し，乗り越えることができた．しかし今回，肝臓に転移が見つかり，次の治療が必要であるとの主治医からの説明は，Nさんにとって不均衡状態に陥るほどのストレスフルな出来事であったと考えられた．

　看護師はNさんが落ち着いて感情表現できる場が必要と考え，面談室を準備し，Nさんがつらい感情を表現することを保証し，いつでも話を聴くことを伝え，Nさんの言葉を待った．Nさんの

Nさん 60歳代 女性

- 大腸がんにて手術と化学療法（6か月間）を行った
- 独居。夫を2年前にがんで亡くした経験がある
- 娘夫婦とはコミュニケーション良好
- 性格は穏やかで，気遣いができ，几帳面
- 不安障害の既往がある
- 事務職の仕事を生きがいにしている

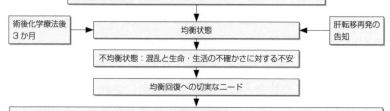

| 術後化学療法後
3か月 | → | 均衡状態 | ← | 肝転移再発の
告知 |

不均衡状態：混乱と生命・生活の不確かさに対する不安

均衡回復への切実なニード

出来事の知覚

- 再発の告知を受けて「急に死ぬことを突き付けられたみたい」と何も考えられない状況となった
- 夫をがんで看取った経験が影響し，がんはいつか再発するものと諦観した反面で，「これ以上治療がなくなったらどうしたらいいのだろう」と混乱，死を意識することへの恐怖があった

社会的支持

- 娘はNさんの介護や家事を手伝ったり，Nさんの話を聞いたり，治療方法を一緒に考えるなど，Nさんを全面的にサポートする存在
- 主治医は主に医療情報の提供する担い，安心して治療を受けられる環境調整を行っていた
- 看護師は療養の支えとなる情緒的サポートをする役割があったが，面談当初は初対面であり，十分にその役割を果たせていなかった

対処機制

- Nさんは元来，不安な気持ちを表出する情動志向的な対処方法と，医師や看護師へ疑問に思っていることを質問するなど，治療に積極的に取り組む問題志向的な対処方法を柔軟に用いることができる人で，Nさんは自分の特性や限界を知っており，自身で対処が難しいと判断すれば周囲に助けを求めてることができていた
- 術後化学療法が終了し安堵していた矢先に，肝転移再発との告知を受けて，受け止めている病状とは異なる現実を突き付けられ，落胆し，均衡を保つために情動志向的な対処方法が主に用いられ，問題志向的な対処方法をバランスよく使って対処できなかった

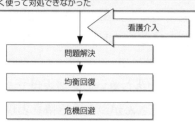

看護介入

問題解決

均衡回復

危機回避

図1 Nさんの危機状況

思いをいつでも聞くことを伝え，言葉を待ったことは，Nさんが一人ではないという安心感につながったと考えられた．そしてこれらの介入はNさんが持つ情動志向的な対処方法が適切に用いられることを助け，その結果，Nさんは感情と思考を整理できたのではないかと考えられた．

　また，Nさん自身の持つ社会的支持や対処機制のスキルを思い出してもらうためにライフレビューを行った．Nさん自身は心療内科医の力を借りることや人や社会を大切にしてきたこと，周囲のサポートを受けながら治療を乗り越えてきたことを共有し，Nさんの今までの頑張りを承認した．そしてNさんの気持ちが落ち着いて思考が整理された時点で，看護師は主治医からの説明内容を振り返り，治療の選択肢のメリット・デメリットを共有した．この介入でNさんと一緒に情報を整理することで，Nさんが置かれている状況を分析し，適切に受け止めることにつながったと考えられる．面談を重ねるうちにNさんは「娘と一緒に相談して手術をすることにしました．手術をしてもすべての不安を取ることができないので，不安と付き合っていきたいです．今までも治療を乗り越えることができましたし」と語り，手術を受けることを意思決定することができた．このことは，一連のケアにより，術後化学療法後に予期せず肝転移再発を突き付けられた現実とそれに伴う不均衡状態に対して，Nさんが元来備えている問題志向的な対処方法が建設的に用いられ始めた表れであると考えられた．

（岩田友子）

長期に抗がん剤治療を受け続けた
進行卵巣がんの K さんの危機

- ■患　者：K さん　女性
- ■年　齢：43 歳
- ■診断名：進行卵巣がん

1. 患者の背景と経過

1● 患者の背景

　K さんは 43 歳の女性で，サラリーマンで営業職の夫と息子（18歳）と娘（11 歳）との 4 人暮らしである．繊細でよく気配りの効く専業主婦で，洋裁が趣味でよく子どもたちの服を作っていた．同胞はなく，両親は遠方に住んでいた．夫の両親は徒歩圏内に住み自営業を営んでいた．

2● 進行卵巣がんと診断され手術と化学療法を受ける

　今春，息子の大学受験を終えた K さんは腹部膨満感と体重増加に気づき，近医を受診し，婦人科悪性腫瘍疑いで大学病院に紹介された．精査の結果，進行卵巣がんと診断を受けた．K さんは

「卵巣がんなら生きられますか．下の娘がまだ11歳なんです．上の子が生まれてから，なかなか次の子が授からなくて，不妊治療の末に生まれた娘なんです．娘が成長するまで絶対に死ぬわけにはいかないんです」と担当医に訴えた．

　Kさんは即，術前補助化学療法と手術を受けた．病理診断の結果は漿液性がんで抗がん剤感受性が高いが，再発をきたす頻度が高く，予後不良であることが担当医から夫婦に説明された．Kさんは「せめて娘が成人するまでは……」と声を振り絞り，夫は最善の治療をと希望し頭を下げた．

　Kさんは再入院し，パクリタキセル®カルボプラチン®とアバスチン（2クール目から）併用療法（以下，TC＋Bev）が始まった．抗がん剤投与の翌日，担当看護師が治療を無事に終えたことをねぎらったとき，Kさんは急に涙した．Kさんは「がんがわかってから今まで，ゆっくり考える間もなくきた」「夫から息子には腫瘍でしっかり治療をしないと命に関わることを伝えたが，娘には治療のために入院が必要であることしか伝えられなくて……」と泣き崩れた．Kさんは，卵巣がんなので娘にも遺伝するのではないかと考えると，心配が募り，娘を不憫に感じて「娘の目を見て話ができないの」と涙した．そして「夫は仕事が大変なのに，家事や子どものことでとても疲れていて，相談できない」と嘆いた．

　担当看護師は，Kさんの訴えをしっかりと受け止め，一つ一つ解決していけるようサポートすることをKさんに保証した．そして病棟のカンファレンスでKさんのことを話し合った．遺伝の問題については，幸いKさんはBRCA変異陰性であった．夫

婦間のコミュニケーションが十分でなく，Kさんが誰にも相談できずに抱え込んでしまうことが問題であると捉え，夫にも来院してもらい夫婦に娘への遺伝性はないことが担当医から伝えられた．Kさんは，一人で悩まずに相談することの大切さを実感し，がん告知の時に紹介を受けたがん相談支援センターにも夫と一緒に足を運ぶようになった．退院後，娘にも病名を伝え，「抗がん剤が効くがんなのでお母さんは頑張ろうと思ってる．これから色んなことがあるかもしれないけども頑張ろう」と家族で励ましあった．

Kさんは，予定通りTC＋Bevを5クール行い，Bev維持療法に移行した．この間に，Kさんは，がん相談支援センターや婦人科がん患者会で食事療法や運動療法についての情報を集めて，積極的に取り入れた．末梢神経障害によって洋裁ができなくなることを心配したKさんは，末梢神経障害を予防する対策の専門家の記事をインターネットで見つけ，病棟の看護師に相談して，四肢の冷却と圧迫をパクリタキセルの投与の間実施し，しびれはほとんど残らず，娘のために洋裁を再開した．

3 ● 長期に抗がん剤を受けたかがんが再発進行しベストサポーティブケア（BSC）に移行するまでの期間

■プラチナ製剤感受性再発

Kさんはアバスチン維持療法を1年半続けたが，がんは再発した．プラチナ製剤感受性の再発に対し，担当医が複数の適応のある抗がん剤を提示し，Kさんと相談しながら順番に提供した．が

んとの一進一退の闘いに対して，Kさんは，免疫によいとされる食品をとりいれ，感染予防行動を徹底し，週3回のウォーキングを習慣とするなど，体調管理を十分に行い，毎回の抗がん剤治療に臨んだ．

　このように2年が経過した頃，Kさんは骨髄機能，肝機能が低下し，担当医と相談して身体へのダメージと治療効果を天秤にかけて，抗がん剤の投与間隔を伸ばし，さらに投与量を減量した．Kさんは「これからもこんなことが続くのかな」「痛みとかではないし，心理カウンセリングでもない，がん治療がわかっている人に話を聞いてもらいたい．話をするだけで気持ちの整理ができて落ち着いてくるから」と緊張した表情で話した．担当看護師は，Kさんと患者会でつながりがある緩和医療センターのがん看護専門看護師に状況を伝え，話を聴いてもらうことにした．

　この頃，Kさんは抗がん剤の毒性がゆっくり蓄積し，指のしびれのためにミシンが使えなくなっていたので，手縫いで娘のワンピースを作っていた．娘は縫物をしているKさんの横で勉強をするのが習慣になっていた．Kさんは穏やかな時間が流れていると「『このままがんが治るんじゃないか』と思ってしまう．娘，息子そして夫と食卓を囲む，この当たり前の日常が続いてほしい，私の望みは，ただそれだけなんです．抗がん剤を十分な量で使えないことは，正直，ものすごく怖い」と嗚咽した．がん看護専門看護師の前でありのままの気持ちを表出したKさんは翌日には笑顔を取り戻した．

　初発から 5 年目，K さんは肝表面にも播種をきたし，がんはプラチナ製剤抵抗性となり，BRCA 変異陰性であった K さんの薬物療法の選択肢は限られていた．担当医から，がんゲノム検査について話があった．費用は高額で，子どもたちの学費とで経済的な心配があったが，夫が退職金前払い制度を利用してでも受けたいと，K さんを説得して，ゲノム検査を受けることになった．

　抗がん剤投与が終わった後，K さんは，口調は穏やかだが緊張した表情で「緩和ケア病院がどこにあるか知りたい」と担当看護師に話した．一方で「身体は元気なのに抗がん剤は効いてなくて，がんは悪くなっている．そこのギャップが埋まらない」と急に涙をこぼした．看護師は地域連携部門と協力して自宅近くの緩和ケア資源を紹介するとともに緩和ケアチームへの相談を提案した．

　緩和ケアチームとの面談で K さんは，病院に来ると否応なく病状の悪化を突き付けられること，気持ちのしんどさを軽くしたいが，誰に話しても，解決できないこと，「皆はこんな時にどうしているのか」と精神科医に話した．精神科医は，「治療継続をしていくなかでの気持ちの揺れがあるのは当然であること，それに対する明確な答えはすぐには見つからないが，それぞれの患者が本人なりに答えを見つけていかれること」を伝えた．面談の最後には K さんは，がんになって「ありがとうとよく言うようになった」「それと目をつぶる（妥協する）ことを覚えた」と肯定的な側面もあったと穏やかに話した．

■ BSCとなって

　Kさんはさらに多発肝転移をきたし，腹膜の硬結に鈍痛を感じるようになった．日ごとに疼痛は増強し，無意識に前かがみになった．夫は，「もっと背筋を伸ばした方が良い」とKさんを注意し，息子と娘は母親の痛みが気になって，夫婦のやり取りに耳をそばだてた．増強する痛みにオピオイドが開始され，Kさんは背筋を伸ばして歩くよう頑張った．しかし，Kさんにはもう適応となる抗がん剤はないことが担当医から夫婦に伝えられた．

　Kさんは「どんなに頑張っても，がんは悪くなる」と落胆し，「一気に体力が落ちて戻らない」「困りました．やらないといけないことが色々あるのにできない」と確定申告や保険などの書類整理が気がかりだと話した．そして，長い沈黙の後に，「私，娘の成人式まで生きてるかな」と声を振り絞った．

2. ムースの疾患関連危機モデルによる分析

　Kさんの危機的状況をムースのモデルで分析すると，図1のようになる．

　Kさんの危機への反応を決定づける個人的要因,疾患関連要因,物理的・社会的環境要因は図の通りである．認知的評価は「がんは命を脅かす」「子どもためにがんと共存して生き抜く」である．これらの認知的評価には，抗がん剤感受性が高いが，一旦治療抵抗性となると予後不良の進行卵巣がんであるという疾患関連要因と，苦労して2人目の子どもを授かり，子どものためならどんな

155

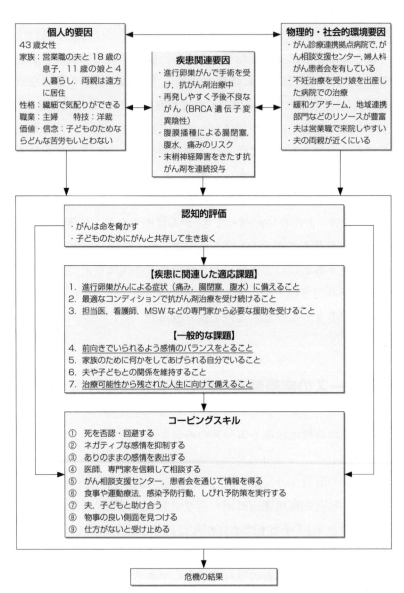

個人的要因
43歳女性
家族：営業職の夫と18歳の
　　　息子，11歳の娘と4
　　　人暮らし．両親は遠方
　　　に居住
性格：繊細で気配りができる
職業：主婦　　特技：洋裁
価値・信念：子どものためな
　らどんな苦労もいとわない

疾患関連要因
・進行卵巣がんで手術を受
　け，抗がん剤治療中
・再発しやすく予後不良な
　がん（BRCA遺伝子変
　異陰性）
・腹膜播種による腸閉塞，
　腹水，痛みのリスク
・末梢神経障害をきたす抗
　がん剤を連続投与

物理的・社会的環境要因
・がん診療連携拠点病院で，が
　ん相談支援センター，婦人科
　がん患者会を有している
・不妊治療を受け娘を出産し
　た病院での治療
・緩和ケアチーム，地域連携
　部門などのリソースが豊富
・夫は営業職で来院しやすい
・夫の両親が近くにいる

認知的評価
・がんは命を脅かす
・子どものためにがんと共存して生き抜く

【疾患に関連した適応課題】
1. 進行卵巣がんによる症状（痛み，腸閉塞，腹水）に備えること
2. 最適なコンディションで抗がん剤治療を受け続けること
3. 担当医，看護師，MSWなどの専門家から必要な援助を受けること

【一般的な課題】
4. 前向きでいられるよう感情のバランスをとること
5. 家族のために何かをしてあげられる自分でいること
6. 夫や子どもとの関係を維持すること
7. 治療可能性から残された人生に向けて備えること

コーピングスキル
① 死を否認・回避する
② ネガティブな感情を抑制する
③ ありのままの感情を表出する
④ 医師，専門家を信頼して相談する
⑤ がん相談支援センター，患者会を通じて情報を得る
⑥ 食事や運動療法，感染予防行動，しびれ予防策を実行する
⑦ 夫，子どもと助け合う
⑧ 物事の良い側面を見つける
⑨ 仕方がないと受け止める

危機の結果

図1　身体疾患関連危機の概念モデル

苦労もいとわないという信念をもつという個人的要因が影響している．Kさんは不妊治療で通った病院での治療であること，また同病院はがん診療連携拠点病院で様々な専門家や非専門家によるリソースが利用しやすいことが，適応課題やコーピングスキルに影響している．

　疾患に関連した適応課題として，「1. 進行卵巣がんによる症状（痛み，腸閉塞，腹水）に備えること」「2. 最適なコンディションで抗がん剤治療を受け続けること」「3. 担当医，看護師，MSWなどの専門家から必要な援助を受けること」があげられた．また，一般的な適応課題として，「4. 前向きでいられるよう感情のバランスをとる」「5. 家族のために何かができる自分でいること」「6. 夫や子どもとの関係を維持すること」「7. 治療可能性から残された人生に向けて備えること」があげられた．

　これらの適応課題のうち，疾患に関連した適応課題1〜3に対して，コーピングスキルの「④医師，専門家を信頼して相談する」「⑤がん相談支援センター，患者会などを通じて情報を得る」「⑥食事や運動療法，感染予防行動，しびれ予防策を実行する」「⑦夫と子供と助け合う」という問題志向型コーピングスキルで対処できている．

　適応課題の1と2は，がんが治療抵抗性になるにつれて達成が困難となり，課題の2は治療の限界がくると達成の道は閉ざされた．しかし，3の課題は，積極的治療から緩和ケアへとそれぞれの専門家がシームレスに連携することで達成されると考えられた．

4の課題は，つらいがん治療を受け続けても徐々に進行するがんを生きるKさんにとって，達成が難しい．これに対して，家庭では家族を気遣い，「①死について否認・回避する」「②ネガティブな感情を抑制する」といった偏った感情志向型コーピングスキルしか用いることができず，課題が達成できない状況となっている．初発時，再発時，進行時，そしてBSCに移行する時期のそれぞれにおいて，タイムリーに専門家の支援を提供し，Kさんが「③ありのままの感情を表出する」感情志向型コーピングスキルや「⑧物事の良い側面を見つける」「⑨仕方がないと受け止める」などの評価志向型コーピングスキルを用いやすいように援助することが望まれる．

　次に，Kさんの適応課題を療養経過に沿って俯瞰した．初発時は，達成困難な4の課題達成をサポートすれば，院内の豊富なサービスと医療を活用して，1〜3の適応課題をKさんらしく達成し，これによって5〜7の課題も達成され，危機を回避できたと考える．

　再発後，プラチナ製剤感受性再発の時点では，Kさんは初発時に培った経験を活かして，不安や動揺が大きくなる前に，がん治療がわかる専門家に話を聞いてもらい，「③ありのままの感情を表出する」感情志向型コーピングや，「⑧物事の良い側面を見つける」「⑨仕方がないと受け止める」評価志向型コーピングスキルを講じて，4の適応課題を達成し，その他の適応課題の達成も維持できていた．

　最後に，治療抵抗性が生じ，BSCに移行した時である．Kさんはがんが増大して痛みが出てきた時に1と7の適応課題が立ち

はだかり，2は達成不可能となった．5の課題達成も困難になり
Kさんは危機に陥ったと考えられる．

　しかし，がん治療の経過で，Kさん特有の適応課題が質を変え
て現れ，専門家の力もかりて繰り返し乗り越えていく中で，Kさ
んと家族は成長の方向へ変化した．

3. 課題達成に向けての危機介入

　Kさんの適応課題達成に向けた危機介入として，目標に沿って
行った．

> 1●Kさんと家族の病状の受け入れに添いながら進行
> 卵巣がんの悪化によって生じる身体的な苦痛（痛
> み，腹水，腸閉塞のリスク）の緩和を援助する

　Kさんは，卵巣がん腹膜播種の増大によって，硬結部に侵害受
容性の疼痛が生じ，腹水の貯留や腸閉塞リスクも常に隣り合わせ
の状態であった．繊細なKさんは腹壁の腫瘍に以前から気づい
ていたが，便であると思っていた．いやそう思いたかったが，痛
みが徐々に増強し，否認しきれないようになった．夫も同様にK
さんのがん病変は腹膜にあり，腹壁が硬くなってきていることを
知っていたにもかかわらず，Kさんに姿勢を正すよう注意した．

　夫の注意を受けとめられる間はよかったが，痛みが増強すると
無理が生じた．緩和ケアチームが介入し，頓服で使用していた

NSAIDs を少量のオキシコドン製剤に変えることで K さんの痛み
は 24 時間コントロールできるようになった．ここで重要なのは
再び夫の否認が助長されないように，麻薬性鎮痛薬の開始につい
て夫にも理解を得ることである．また病状悪化への不安がある K
さんには，麻薬性鎮痛薬は痛みに応じて増量できること，剤型に
は，注射薬や貼付剤もあり，それらは自宅でも使用できることな
どを情報提供し，安心を保証することであった．

　援助の際に，K さんが用いているコーピングスキルをよく把握
して，これに添う援助を行うと，課題はより達成しやすくなる．
そこで，①死の否認が強く，②ネガティブな感情を抑制している
時は，今後の話は避けて心理的な安全を保証したり，ネガティブ
な感情を表出してもらって受けとめる．⑥食事や運動療法など問
題志向型コーピングをしている時は，腹圧を避ける姿勢の工夫や
副作用の便秘を回避する食事療法など，具体的な対策を一緒に考
える．⑧物事の良い側面を見つけるコーピングスキルを用いてい
るなら，「痛みがあることで家族に状況をわかってもらえるかも
しれない」という一つの見方を伝えることなどである．

2 ● 治療可能性が閉ざされても残された人生に向けて備え，家族のために何かができる自分でいることを支援する

　K さん夫婦は診断当初から，いずれ抗がん剤が効かなくなる予
後不良のがんであることを医師から聞いている．長い療養経過で，
K さんは，死を否認・回避し，治療可能性にかけて，寿命を延ば

すためにあらゆる努力をした．抗がん剤投与の限界が見え，病勢のコントロールが難しくなることに備えて，Ｋさんは自発的に地域の緩和ケアリソースについての情報を求めた．この時がＫさんとアドバンス・ケア・プランニングを始める最適なタイミングであったと考えられた．

　看護師は，「Ｋさんはどこで，どんな風に過ごしたいと思うか」「ご家族でそんな話し合いができそうか」という質問を行った．すると，Ｋさんは，「考えるのは怖いけど，最期は家族と一緒に家で過ごしたいと思う」「夫や子ども達には自分がホスピスや訪問診療について調べていることを内緒にしている．もうちょっとしんどくなってきたときにタイミングを見て自分から話そうと思う」と真剣な表情で話した．このようにＫさんは少しのサポートで治療可能性から残された人生に向けて備える適応課題を達成した．

　Ｋさんが死について否認・回避のコーピングスキルを用いている間は，それを看護師が察知して，見守ることで，心的エネルギーを蓄えることができる．こうして専門家を信頼して相談するという問題志向型コーピングを用いて，タイムリーに療養の場の調整を開始した．

　信頼する専門家に相談して活路を開いてきたＫさんは，同様に緩和ケアの専門家に必要なサポートを求めることができると考えられた．Ｋさんは，患者会や信頼できる医療者から訪問診療ができる緩和ケア専門医の情報を得て，外来通院ができなくなる前に訪問診療所にアクセスした．

　家族のために何かをしてあげられる自分でいることというＫ

さんの適応課題は，Kさん自身が母親として妻として，どのように
ありたいかというアイデンティティや価値・信念が反映される．
Kさんは抗がん剤治療を受けながらも，家族のために料理を作り，
娘のために服を作ることで，この適応課題を達成した．したがっ
て，末梢神経障害への対処を支援することは間接的に，Kさんの
母親役割，そして妻役割を維持する支援でもあった．

　Kさんが理想とする母親像，妻像は身体能力の低下によって，
変容を迫られる．たとえ肉体的にはできないことが増えても，子
どもへの愛情をKさんが持ち続けることは不可能ではないと思
われる．具体的な援助としてはKさんの思いを言葉にできるよ
うな環境や機会を作ることなどが考えられた．それにはライフレ
ビューを行い，在りし日を一緒に振り返ることも有効と考えられ
た．

3● 感情のバランスをとるのが苦手なKさんが家族の前でもありのままでいられるよう支援する

　Kさんは人の感情を敏感に受け取り，特に家庭ではネガティブ
な感情を抑制し，夫や子どもが心配しないよう，母として明るく
振舞っていた．「前向きでいられるよう感情のバランスをとる」
という適応課題は，Kさんの妻役割そして母親役割からきていた
が，進行がん罹患によって，Kさんはこの両方が脅かされていた．

　このような背景から，Kさんは家族の前では乏しいコーピング
スキルしか用いられなかったが，医療者をはじめとする専門家の
前では，怒りや悲しみなど含めてありのままの感情を表出する，

自分を客観視して，物事のよい側面を見つける，仕方がないとあ
きらめるなど多様なコーピングスキルを用いることができた．そ
のため，療養経過のポイントで専門家の介入の機会を設定するこ
とが重要であった．

　その後のＫさんは，イレウス症状，腹水貯留に伴う横隔膜挙
上による呼吸困難や倦怠感などの苦痛が出現したが，訪問診療で
薬剤の持続静脈注射による苦痛緩和がなされ，自宅で家族と最期
の時を過ごすことができた．娘の成人式には間に合わなかったが，
手作りのワンピースを娘のために作り上げた．その数日後，Ｋさ
んは家族が見守る中で旅立った．

（大野由美子）

がん治療中の療養の問題を話し合えない
O さん家族の危機

■患　者：O さん　男性
■年　齢：70 歳代
■診断名：直腸がん（Stage Ⅳ　肝転移）
■患者の家族：妻（60 歳代）と二人暮らし．長男（40 歳代）
　　　　　　　長女（40 歳代）はそれぞれ家庭を持ち，O さん
　　　　　　　と徒歩 5 分ほどの距離に住んでいる．

1．患者の背景と経過

1 ● 患者の背景

　O さんは妻と 2 人暮らし．近所に長女と長男がそれぞれの家族
と暮らしている．事務職（経理担当）を定年まで務めた O さんは，
何事も自分のペースを守ることを大切にしている．近所の人との
交流は少ない．

　妻は専業主婦として子育てを終え，半年前，老衰の義母を自宅
で介護し看取った．長女は 2 人の小学生の子育てと仕事との両立
で忙しく，下校後の子どもを O さんの妻に見てもらっている．O
さんの妻と長女はお互い助け合っており，近くに住む長男家族と
も関係は良好で，月に 1 回は 3 家族で食事をしている．

2● がん診断からストマを造設し，退院までの経過

　Oさんは，X年1月，腹痛と便秘があり，かかりつけ医に診て
もらったところ，検査入院を勧められ，翌日，A病院に精査目的
で入院した．検査の結果，肝転移を伴う進行した直腸がんである
ことが分かった．外科担当医師から「手術でがんは取れないため，
腫瘍内科で抗がん薬治療を行うことになる」と説明を聞いたO
さんは，「お任せします」と話しただけで，質問や不安の表出は
なかった．術後はストマ管理の手技をすんなりと習得し，退院す
ることとなった．

　ストマ管理方法を指導した病棟看護師は，Oさんは手先が器用
で，意欲的であるという印象を持っていた．退院前日，病棟看護
師は，妻にもストマ管理を理解してもらうために，Oさんと妻に
説明を行った．妻は「私ができることがあるのか心配」と言いな
がらも理解しようとしていたが，Oさんは「妻には覚えてもらわ
なくてもいいです」と，自分一人で頑張ろうとする様子がうかが
えた．

3● 外来での抗がん薬治療開始からの経過

■ストマ管理困難に陥ったOさんと家族

　退院後1週間も経たないうちに，Oさんはストマの管理に苦慮
するようになった．3〜4日に1回交換するはずのストマの面板
を，「上手く密着していない」と言ってほぼ毎日交換してしまっ
ており，「看護師から説明された状況と違っている，手間がかかり，

コストがかさむ」とイライラすることが増えていった.

　妻は，Oさんが看護師に教わった通りにせず，自己流にストマ管理を行っていることが原因だと感じていた．妻がOさんに，看護師から聞いた方法を助言してみたが，全く聞く耳を持たず，問題解決にならないどころか，より一層イライラして八つ当たりされ，怒鳴られるといったことが何度か繰り返されていた.

　こういったOさんの行動に対して妻は，どうしたらいいかわからず，気持ちが沈みがちになり，つらい気持ちを長女に聞いてもらうことで何と気持ちを落ち着けていた．長女はOさんに対して「ちゃんと医師や看護師のいうとおりにしてほしい」と何度か訴えたが，その度にOさんとの口論になるため，互いに話し合うことを避けるようになった.

　Oさんはこれまでも家族に対しては権威的な態度で自己の考えを通してきた．妻は，Oさんが情緒不安定になると，冷静に話し合うことが難しいと感じており，長年，Oさんの機嫌を損ねないように気を遣って生活してきた．子ども達と住んでいる時は子ども達が支えてくれたが，今は二人きりの生活なので，気が休まらない．これまでにもOさんの感情の起伏が激しく，不安定な時期があり，いつも大変辛い思いをしていた.

　妻は，Oさんの情緒が不安定な時期は，素人の自分が対応できる状態ではなく，精神科を受診して貰わないと無理だ，と思っていた．今の退院後のOさんの様子をみて，やはり精神科を受診して貰わないと不安だと思うようになっていた.

■外来抗がん薬治療への O さんの向き合い方

　X 年 3 月，外科から腫瘍内科に転科となった O さんは，初め
て会った腫瘍内科医の B 医師から，「腫瘍の縮小と延命を目的に
mFOLFOX6 療法を実施します，治療は 2 週間ごとに外来治療セ
ンターに通院して受けることになります」と説明を受け，同意し
て治療を開始した．2 回目の治療からは，異動となった B 医師の
後任である C 医師が担当医となった．

　C 医師が「B 医師から病気や治療について，どのように聞いて
いますか」と尋ねたところ，O さんは「直腸がんは手術で取れな
かった．生きるためには抗がん薬治療を受けるしかないんです．
頑張りたい，宜しくお願いします」とはっきりと意思を示した．
C 医師は，O さんが大変よく病状を理解し，意欲的に治療に取り
組めていると判断した．また，治療によって軽度の倦怠感が認め
られたが，「日常生活や通院において困っていることはない」と
O さんから聞いており，療養においても問題なさそうだと捉えて
いた．

　妻と娘は，O さんをどのように支援したらいいのかも腫瘍内科
医師と相談したいと思っていたが，妻が「外来診察に同行したい」
と言うと，O さんは一方的に「絶対に来るな」と非常に激しく怒
り，話し合うこともできなくなっていた．そのため，妻と長女は
一度も抗がん薬治療について知る機会がなかった．

　2 回目の抗がん薬治療を終えたころから O さんは身体の怠さを
強く感じるようになった．体力が急になくなった感じで，とても
不安になったので，O さんは原付バイクで通院することにした．
通院はいつもバスと電車で 30 分程度かかっていたが，バイクだ

と15分くらいで病院に着くし，乗り換えの辛さもない．3回目の治療では，とても楽に通院できてホッとしていたところ，妻と長女から，「バイクで行くのは危ない，治療の日は運転しないようにと病院のパンフレットに書いている」と酷く反対された．腹が立って娘と激しい口論になってしまい，その日は夜遅くまで気持ちが収まらなかった．そのころから，Oさんは夜あまりよく眠れない日が多くなった．治療ができなくなったらどうしようかという思いが常に頭に浮かんでくる．咳が出たりちょっとしたことで，がんが広がっているのではないか，と考えてしまい，気分が落ち着かない日が続いた．

　そのような時期に，妻と娘から，自分のストマ管理の方法について，あれこれと反対意見を頭ごなしに言われることが増え，腹が立つことばかりであるとOさんは感じていた．また，ある日，ストマ装具業者の窓口に電話で相談することを思い付いた．担当者に「不良品であることを分かってもらいたい，何とかしてもらいたい」との思いで必死に伝えたが，期待した対応ではなかったことに対して，怒りが抑えきれなくなり，つい大声で怒鳴ってしまった．それを聞いていた妻がOさんを「こんなことやめてください，ちゃんと医師に相談してください」と諌め，さらにかっとなって妻に大声で怒鳴り，近くにあったコップを妻の座っている壁に向けて投げつけてしまった．

　その翌日，長女が妻と共にA病院のがん相談支援センターに訪ねてきた．長女は「父の治療のことで困っています，看護師と相談したい」と話し，がん相談員のD看護師が対応した．長女は「今日は父（Oさん）に内緒で病院に相談に来ているんです．

抗がん薬治療が始まってから父の精神状態が特に不安定になり，母へ暴言，怒ると物を投げるという問題行動があります．母は怯え，私も母に何かあったらと思って怖いんです」「家族ではもはや対応ができないと思っています．精神的安定がない今の段階で，父の治療を支えられません，来週予定している抗がん薬治療を辞めてほしい」と，長女は緊迫した様子で訴えた．この様子から，Oさんの家族に抗がん薬治療と療養を巡って危機的状況が存在しており，D看護師は早急に介入する必要があると判断した．

　長女は，Oさんへの怒りをあらわにしながら訴えていたが，看護師がOさんの治療の状況を尋ねると「父は治療について全く家族には教えてくれない，外来診察も同行したいと言うと非常に怒るため，医師の話しは聞けていません」と話し，病状や治療についての情報の不足が伺えた．妻は怒りの表現はないが，「自分では今のOさんにどう対応したらよいかわからない．そばにいるのが怖い」と，Oさんから離れたい気持ちを表出していた．

2.　二重 ABC-X モデルによる危機の分析

1● 前危機段階

a：ストレス源（出来事）

　Oさんが，進行直腸がんで命が脅かされていること，手術を受けたが完治は望めず，生きるためには抗がん薬治療を続けなければならないと告げられたこと．そして，ストマ造設による排泄経

路の変更，ストマ管理を新たに生活に取り入れざるを得なくなったこと．

■ **個人的資源**

　O さんは術後も自立して生活ができている．また，外来で初めて会う腫瘍内科医の説明を一人で受け，病状を理解し，前向きに抗がん薬治療に取り組もうと意思を固めることができている．

・O さんは抗がん薬治療を続けることによって，すこしでも長生きしたいと考えていた．

・人に頼らず，自分のことは自分の力でやり通したいという信念がある．

・O さんは，ストレスが高まると情緒的安定を保つことが難しくなる傾向がある．困っていても家族や他者からの助けを受けることはなく，自分のやり方でやり通したいという信念がある．

・妻からみた O さんは，こだわりが強く，周りの意見を聞かない．一人で解決することにこだわるため，問題解決に至らない．

■ **家族資源**

・長女家族，長男家族は O さん夫婦と家が近く，関係は良好である．

・長女と妻は親密な関係で，仕事をしている長女の子育てを妻がサポートしている．

・平日の午後は，長女の子ども2人（小学1年生と3年生）の面倒をOさんの妻が自宅で見ており，長女が帰宅するまでOさん夫婦は孫と夕食を共にして過ごしている.

・妻は温厚な性格である．Oさんの情緒的な特性を理解し，Oさんの感情が高ぶった際は，反論せず，耐えることによって気持ちの安定をはかり，家庭生活を維持してきた.

・長女はOさん夫婦を支援する立場であると思っており，常に気にかけている．しかし，Oさんとは冷静な話し合いができないことが多く，互いに感情的になりやすい.

・Oさんの家族ではOさんが決定権を持っている.

■ **社会的資源**

・Oさんは，社交的な活動は好まず，地域の人々と関わることは殆どなかった.

・Oさんと腫瘍内科の外来担当医であるB医師，C医師とは初対面であっても治療について自己の考えを述べ，協力関係を持つことができたと考えられる.

・妻と長女，長男は，外来診察に同行できず，医師から病状および治療方針，今後の予測などについて知らされておらず医療者との接点を持つ機会がなかった.

c：家族のストレス源に対する認知

・Oさんは，治療しないと命が危ないことを自覚している．生きるためには治療を頑張りたいと強く願っており，抗がん薬治療をやり遂げたいと思っている.

・ストマ管理は自分なりに納得するようにしたい．一人で

やっていけると思っているが，退院後は上手くいかず，失敗体験がストレスになっている．さらに，ストマ管理について妻や長女から助言されることが気に入らず，受け入れられない．

・妻は，自分流に行動してしまうOさんに何とか正しい方法をとってもらいたいと思っている．Oさんの感情が激しい時は，自分では対応できないと感じている．

・長女は，妻を困らせているOさんの行動に不満を持っている．Oさんが行動を修正すべきだと考えている．

・妻と長女は，Oさんの抗がん薬治療や病状を十分理解していない．

・Oさんと家族は，互いに治療やストマ管理について情報を共有したり，話し合うことができないと感じている．

x：危機

・Oさんは進行がんで完治が望めないことで死を意識したが，生きるためには抗がん薬治療を受けるしかないと，抗がん薬治療に望みをかけてきた．しかし，ストマ管理の問題が解決しないことでイライラが増えている．妻や長女の助言を素直に聞き入れることはできず，自分の納得した方法でがん治療を続けることにこだわっているが，一向に改善に向かっておらず情緒が不安定になっている．

・妻は，Oさんの治療や療養に自分が協力する手立てがないと感じており，Oさんと向き合う気力を失いかけている．長女は，Oさんに医療者に相談して適切な行動を取るよう

にと助言するが，冷静な話し合いにならず葛藤が生じている．

・Oさんと家族は，療養において協力関係を築くことができず，互いに心理的な緊張が高まっている．

2●後危機段階

aA：ストレスの累積（出来事の状況の変化）

・Oさんは退院後，2週間ごとに通院して抗がん薬治療を受ける生活が始まった．2回目の治療を終えると副作用による倦怠感が生じ，体力の低下を感じるようになった．1人で治療に通えなくなるのではないか，と焦りや不安で気持ちが落ち着かない日が増えている．

・ストマ装具の管理が上手くいかない焦りや苛立ちが継続している．ストマ装具の不具合が原因だと思い込み，業者に対応を求めたが解決に至らず，不満や怒りが増大している．

・Oさんが適切な療養行動を取らないこと，その結果Oさんの情緒が安定しないことが繰り返されていることが，妻と長女にとってストレスとなり，妻と長女はより一層Oさんを責めてしまい，Oさんとの緊張が高まっている．

・Oさんの感情的な行動に，妻と長女が怯えるようになり，自分たちの安全や安心が脅かされないように過ごすことが最大の関心事と捉え，Oさんの治療や療養に協力する気持ちが失われつつある．

- Oさんは，治療による倦怠感や通院の苦痛を緩和するため，看護師や薬剤師からは止められている方法であるが，原付バイクで通院するようになった．

- Oさんは，医師や看護師に困っていること相談するという新たな資源を得ることはできておらず，資源は乏しい状況である．

- 長女は，インターネットでがん相談支援センターを活用できることを理解し，活用しようと決断することができている．

cC：X ＋ aA ＋ bB の認知

- Oさんは治療を継続できないと死が迫ると認識しており，副作用による倦怠感によって，治療継続が困難になることを恐れている．

- 自分のことは自分で完結したいというOさんの信念とその努力を責められたことから，自尊心が揺らぎ，感情の不安定さに繋がっていたと考えられる．

- 妻は，皆が適切だと思う行動と真逆の行動をOさんが取ることや，その結果，上手くいかずに情緒が不安定になっていくことに，自分ではどうしようもないと感じ，家族としての役割を見出せていない．

- 妻と長女は，自分たちの心身の安全が脅かされていると認識し，Oさんの治療や病気について行く末を心配する心の余裕がない．Oさんの精神面については専門的対応しかな

いと考えている.

3● 家族の対処

・倦怠感によって体力の低下を実感したＯさんは，治療を1人
　で続けることができるか，という不安と焦りがストレスを増大
　させ，怒りとなって家族に当たってしまっている.
・Ｏさんは自分のことについて口出ししてほしくない思いから，
　妻や長女の関わりを避けようとし，孤立している.
・Ｏさんと妻，長女は，互いに話し合うことができず，従わせよ
　うとするか，離れるか，といった関係性を取ろうとする.
・妻と長女は，Ｏさんの治療の状況や思いについて，知ろうとす
　る行動は取れていない.
・Ｏさんの長男や，長女の夫も含めた家族で，Ｏさんの療養につ
　いて話し合っているかどうかが不明.長男，長女の夫の考えや
　対処，影響力が不明である.

3. 家族危機への看護介入

家族の危機モデルの分析をもとに，次のような働きかけを行った.

1● 認識の違いを共有し，問題解決方法を家族が
　　自ら選択できるための働きかけ

Ｏさんが一人で外来通院していたことから，Ｏさんの家族が

困っている状況を医療者は把握できていなかった．妻と長女はO
さんの治療を支えることを拒むほどの苦悩を抱えており，Oさん
ががん治療を継続して受けるためにはOさんと家族それぞれが
抱える苦悩が医療者に理解され，適切な支援を受けることが何よ
りも重要である．

　D看護師は，Oさんを支えるスタッフが一同に会してOさん
と家族が困っている状況を理解し，チームとして早急に結束する
必要があると考えた．C医師，外来看護師，外来化学療法センター
看護師，薬剤師，MSWとともに，互いに話し合えていないOさ
んと家族が納得して治療を続けられるための支援方法と各職種の
役割を検討した．その結果，3日後のOさんの外来診察で，それ
ぞれがOさんと家族にどのようにかかわるかを決めて医療者チー
ムで共有し，一丸となって準備を整えることとなった．

　次に，Oさんの言動に怯えている妻と長女には，安心を得られ
る支援が最も必要であった．Oさんと家族が納得して治療と療養
に臨むことができるようになるために，看護師はまず，妻と長女
の苦悩に寄り添い，信頼関係を築けるよう働きかけた．看護師は，
これまでの大変な体験への理解を示し，語りを促し，妻と長女の
日ごろのOさんへのかかわりを労いつつ時間をかけて思いを傾
聴した．

　そして，看護師は「次のOさんの外来診察では，私たち医師
やMSWなどみんなで支えますので，Oさんと一緒に担当医師の
話しを聞いてみませんか．これからのことを一緒に話し合いたい
と思うのですが，いかがでしょうか」と問い，話し合いの場に参
加することを促した．長女は「上手く話し合えないと思う」と言

いつつも，妻と長女は3日後の診察にOさんと同席することを決心した．

　診察の当日，医師から病状と治療についての説明を聞いた妻と長女は，思っていた以上に状態が悪いことに驚いた様子であった．しかし妻は，「この状況なので治療を強く望んでいることは理解しましたが，自分たちが家で支えられる自信がない」と，Oさんの療養を支えることに消極的な反応であり，長女も同じであった．

　病状を理解しても，Oさんと向き合う準備には時間がかかると理解したD看護師は，「まずは，Oさんの心身の苦痛を取り除けるよう医療者みんなで支えていきます．Oさんが落ち着けるように一緒に考えて下さい」とOさん，妻，長女に伝え医師とともに症状緩和についての話を進めた．

2 ● Oさんの身体的心理的苦痛の緩和と，資源活用を促す働きかけ

　Oさんは今後，抗がん薬治療の継続による副作用の出現，あるいは，病状の進行による様々な苦痛が出現することが予測される．身体的苦痛が増大するとOさんは情緒が不安定になる可能性が高く，タイムリーに適切な支援を活用できるよう援助することが，さらなる危機を回避するうえで重要と考えられた．しかし，家族の手助けさえ拒んできたOさんが新たな支援を受け入れることは困難であると思われる．そこで，D看護師は，Oさんの困っていることや気がかりに焦点を当て，どのような支援が受けられ，どういったメリットがあるかを具体的にOさんと話し合い，支

援を受け入れるよう，動機づけを行った．

　Oさんは倦怠感によって通院できなくなることを心配していること，イライラすることで不快な気分が続き，不眠や悪夢を見るといった好まざる状況に悩んでいた．D看護師は，だるさや不眠を緩和することで体力を温存できること，体力の温存ができると抗がん薬治療に立ち向かう体力維持にもつながることを伝えた．そして，そのような症状を緩和する専門の緩和ケア医とチームがあることを説明し，緩和ケア医の診察を促した．その結果，緩和ケア医の診察を受けてみたいとOさんが希望し，その日に診察を受けられるよう手配した．

　D看護師は，緩和ケア医の診察の前に，腫瘍内科C医師と緩和ケア医にOさんのレスパイト入院が可能かを相談していた．緩和ケア医はOさんに，不眠を中心に入院での治療を提案した．「入院するほどひどい状態なのか」とOさんは驚いたが，緩和ケア医が，「Oさんの薬の反応を早く把握することができるので外来よりも早くOさんに合う治療を見つけられやすいんですよ」と説明した．するとOさんは，「少しでも早く楽になって治療したい」と入院での症状緩和治療を受けることに同意した．

　入院4日目頃，睡眠剤の内服によって中途覚醒が減ってよく眠れるようになったとOさんは実感し，看護師にストマケアについて自ら相談することもでき，落ち着いた気持ちで過ごしていた．しかし，背部痛が出現したため検査をした結果，肝転移が増大し，腹部リンパ節にも多数の転移が見られ，病勢が進んでいることが判明した．C医師は，翌日Oさんに，現在の治療が奏功していないこと，二次治療をするかどうか，あるいは緩和医療に変更す

るかどうか，を説明して意向を確認することにした．

３●家族関係の調整を支援し，家族の結束を促す働きかけ

　Ｏさんの入院は，妻と長女にとっても心理的安定を取り戻す重要な機会であった．Ｄ看護師は，家族間で今後どのようにしたいのかを考える重要な機会と捉えており，妻と長女に，Ｏさんの療養の見通しや今後活用できる資源の準備，心づもりをしておく必要があることを伝えた．さらに，長男や長女の夫も含めた家族間の話し合いをしておくことを勧めた．Ｏさんと妻は資源を活用する力が乏しく，ストレスが高まる前の早い時期から，ケアマネジャーは，地域の資源について家族が理解を深め，必要時に落ち着いて話し合えるように情報提供を行った．

　Ｃ医師から，病勢が進んでいるとの説明がされることを知ったＤ看護師は，Ｏさん家族にとって情報と認識を共有する重要な機会だと捉え，「明日の説明には長男と長女の夫も含めた家族を集めてほしいと」長女に依頼した．病状説明の当日，Ｏさん家族は揃ってＣ医師から，「病状の進行によって，効果はあまり期待できないが二次治療を行う方法と，緩和医療を受けて苦痛を取る治療に変更するか，どちらかを決める段階である」ことの説明を受けた．また，痛みに対しては医療用麻薬を使用して痛みを緩和すれば，治療も可能であるし生活も楽になることが伝えられた．

　Ｏさんは，しばらく画像を見ながら，「前みたいのとは違うのがわかりました．抗がん薬治療はこれ以上望みません．できれば，

苦痛を取る治療を受けて家で過ごしたい」とはっきりと，躊躇なく話した．看護師は，家族員それぞれに，どのようにしたいと考えているか，気になっていることはあるか，と一人一人に尋ね，発言する機会を作った．

　Oさんの意思をはじめてはっきりと聞いた妻は，「夫の思うようにしてあげたい」と話し，「退院後の父は落ち着いていて安心した．父の思いを尊重して支えることができると思う」という長女の言葉を聞いたOさんは，「よろしくおねがいします」と，家族皆に向かって伝えた．

4. 家族の適応

　Oさんは，思いもよらぬ病状悪化を告げられたが，不眠が軽減し気分が落ち着くことによって冷静に判断し，治療の中止と緩和ケアへの意向を決断することができた．

　妻と長女は，Oさんの状況を理解しただけでは治療を支える気持ちにならなかった．しかし，レスパイト入院によって，安心して状況と情報を整理する時間を持てたこと，Oさんのイライラの苦痛が和らいだことから，Oさんの希望を支えることに納得して決断することができた．

　長男と長女の夫は，「これまで，Oさんと妻，長女それぞれにどのような態度をとったらいいか分からなかった」と3人の確執を意識しながらも遠慮があったことを素直に伝え，「これからは遠慮なく手伝います」と話し，Oさん家族は互いに思いやりの言

葉を交わして家族としての結束を深めていった.

　以上のように，身体的苦痛，心理的苦痛を緩和し，家族の現状認識を共有することや，資源の活用を促し，家族間の対話を調整することによって，家族が互いに支え合う力が再構築され，終末期の療養という新たな課題に向かって団結することとなり，Ｏさん家族の適応に至ったと考えられる.

（小山富美子）

索　引

（──, は上記の単語を示す）

〔著者略歴〕

小島 操子 (こじま みさこ)

1959 年	岡山大学医学部附属看護学校卒業
1959 ～ 70 年	岡山大学医学部附属病院看護師
1965 年	ニューヨーク大学看護学部癌看護課程終了 (フルブライト奨学生)
1965 ～ 67 年	メイヨ・クリニック，セント・メアリース病院 (交換看護師)
1970 ～ 77 年	徳島大学講師 (教育学部)
1976 年	ミネソタ大学大学院修士課程 (看護学) 修了
1977 ～ 83 年	千葉大学助教授 (看護学部)
1983 ～ 98 年	聖路加看護大学教授 (1994 ～ 97 年看護学部長)
1998年4月～	聖路加看護大学名誉教授
1998～2005年	大阪府立看護大学学長・教授
2005年4月～	大阪府立大学名誉教授
2005～2007年3月	聖隷クリストファー人学看護学部教授
2007年4月～2017年3月	〃　　　　　学長・教授
2017年4月～	〃　　　　　名誉教授

専門／学位　　がん看護学・看護倫理学／看護学修士・医学博士

共著書　　　　ターミナルケア (医学書院)，突然の死とグリーフケア (春秋社)，看護職のための代替療法ガイドブック (医学書院)，看護倫理 (日本看護協会出版会)，危機状況にある患者・家族の危機の分析と看護介入事例集第 2 版 (金芳堂)，他

看護における危機理論・危機介入　第5版
フィンク／コーン／アグィレラ／ムース／家族の危機モデルから学ぶ

2004 年 6 月 1 日	第 1 版第 1 刷
2006 年 8 月 1 日	第 1 版第 4 刷
2008 年 3 月 1 日	第 2 版第 1 刷
2012 年 3 月 25 日	第 2 版第 5 刷
2013 年 2 月 15 日	第 3 版第 1 刷
2017 年 3 月 20 日	第 3 版第 4 刷
2018 年 2 月 10 日	第 4 版第 1 刷
2020 年 7 月 1 日	第 4 版第 2 刷
2024 年 3 月 1 日	第 5 版第 1 刷 ©

著　　者	小島操子　KOJIMA, Misako
発 行 者	宇山閑文
発 行 所	株式会社金芳堂
	〒 606-8425 京都市左京区鹿ヶ谷西寺ノ前町 34 番地
	振替　01030-1-15605
	電話　075-751-1111（代表）
	https://www.kinpodo-pub.co.jp/
組　　版	株式会社データボックス
印刷・製本	モリモト印刷株式会社

落丁・乱丁本は直接小社へお送りください．お取り替え致します．

Printed in Japan
ISBN978-4-7653-1990-4